Anaesthesiology and Resuscitation
Anaesthesiologie und Wiederbelebung
Anesthésiologie et Réanimation

79

Editors

Prof. Dr. R. Frey, Mainz · Dr. F. Kern, St. Gallen
Prof. Dr. O. Mayrhofer, Wien

Managing Editor: Prof. Dr. M. Halmágyi, Mainz

H. Sonntag

Coronardurchblutung und Energieumsatz des menschlichen Herzens unter verschiedenen Anaesthetica

Mit 20 Abbildungen

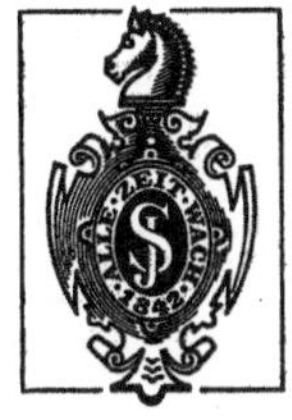

Springer-Verlag Berlin Heidelberg New York 1973

Priv.-Doz. Dr. med. H. SONNTAG

Physiologisches Institut der Universität,
Lehrstuhl Physiologie I, Göttingen

ISBN-13: 978-3-540-06411-4   e-ISBN-13: 978-3-642-65694-1

DOI: 10.1007/978-3-642-65694-1

Die Wiedergabe von Gebrauchsnamen, Warenbezeichnungen usw. in diesem Werk berechtigt auch ohne besondere Kennzeichnung nicht zu der Annahme, daß solche Namen im Sinn der Warenzeichen- und Markenschutzgesetzgebung als frei zu betrachten wären und daher von jedermann benutzt werden dürften.

Das Werk ist urheberrechtlich geschützt. Die dadurch begründeten Rechte, insbesondere die der Über- setzung, des Nachdruckes, der Entnahme von Abbildungen, der Funksendung, der Wiedergabe auf photomechanischem oder ähnlichem Wege und der Speicherung in Datenverarbeitungsanlagen bleiben, auch bei nur auszugsweiser Verwertung, vorbehalten. Bei Vervielfältigungen für gewerbliche Zwecke ist gemäß § 54 UrhG eine Vergütung an den Verlag zu zahlen, deren Höhe mit dem Verlag zu vereinbaren ist. © by Springer-Verlag Berlin Heidelberg 1973. Library of Congress Catalog Card Number 73–10662. Printed in Germany. Satz, Druck und Bindearbeiten: Universitätsdruckerei Mainz GmbH

Vorwort

Die vorliegende Arbeit* ist in den Jahren 1971–1973 während meiner
Tätigkeit am Physiologischen Institut, Lehrstuhl I der Universität Göttingen entstanden. Diese Untersuchungen wurden durch die Entwicklung
einer neuen Fremdgasmethode von BRETSCHNEIDER und Mitarb. zur
Organdurchblutungsmessung möglich.

Das Ziel dieser Arbeit war, die Einflüsse verschiedener Injektions-
Anaesthetica auf Coronardurchblutung und myocardialen Sauerstoffverbrauch zu untersuchen, zumal diese Anaesthetica bei Narkoseeinleitung
unterschiedlich ausgeprägte Effekte auf das cardiovaskuläre System zeigen
und entsprechende Befunde in der Literatur nicht vorliegen.

Ein Teil der praktischen Untersuchungen wurde in Zusammenarbeit
mit der Klinik für Thorax- und Herz-Gefäßchirurgie und dem Institut für
Klinische Anaesthesie der Universität durchgeführt.

Herrn Professor BRETSCHNEIDER gebührt für die Anregung und die
wissenschaftliche Förderung meiner Arbeit besonderer Dank.

Allen Kollegen und Mitarbeitern, insbesondere Herrn Dr. D. REGENS-
BURGER und Fräulein U. DONATH, die mir bei den Untersuchungen behilf-
lich waren, sei hiermit auch mein Dank ausgesprochen.

Göttingen, April 1973   H. SONNTAG

---

* Mit Unterstützung der Deutschen Forschungsgemeinschaft im Rahmen des
SFB 89 – Kardiologie – Göttingen

Inhaltsverzeichnis

I. Einleitung

Das Interesse an dem Problemkreis „akute Narkosezwischenfälle" hat sich – nachdem man respiratorische Komplikationen durch endotracheale Intubation und künstliche Beatmung zu beherrschen lernte – auf die Störungen kardiovasculärer Funktionen konzentriert. Die Wahl der zur Narkose verwendeten Anaesthetica ist bei jungen kreislaufgesunden Patienten von untergeordneter Bedeutung, da auftretende Kreislaufveränderungen vom Organismus zumeist ohne Schwierigkeiten kompensiert werden können. Die Ausweitung der Alterschirurgie und die zunehmende Möglichkeit der operativen Versorgung angeborener oder erworbener Herzfehler erfordern jedoch eine differenziertere Betrachtungsweise; eine gezielte Anwendung einzelner Anaesthetica wird notwendig, da bei diesem Patientenkreis häufig eine Einschränkung der kardiovaskulären Leistungsbreite vorliegt. Die optimale Einleitung der Narkose ist für die Narkoseführung besonders wichtig. Während der Einleitungsphase werden in einem kurzen Zeitraum relativ große Mengen der einzelnen Pharmaka verabfolgt, um den Patienten ein angenehmes und schnelles Einschlafen zu ermöglichen und rasch das chirurgische Toleranzstadium zu erreichen. Aus diesem Grunde kommt es gerade während dieser Phase am häufigsten zu narkosebedingten hämodynamischen Veränderungen, die im Extremfall zu einem Zusammenbruch der Herz- und Kreislauffunktionen führen können. Ursächlich verantwortlich dafür sind vor allem stärkere negativ inotrope Einflüsse auf das Myokard sowie Veränderungen hämodynamischer Parameter, wie z. B. Herzfrequenz, peripherer Widerstand und Aortendruck, die zu einem Mißverhältnis zwischen Sauerstoffangebot und Sauerstoffbedarf des Myokards und somit zu einer Störung der Energieversorgung des Herzens führen können.

Während Untersuchungen über den Einfluß der häufig zur Einleitung verwendeten Anaesthetica, wie Barbiturate [19, 32, 37, 38, 71], Propanidid [29, 32, 34, 35, 48, 51, 55, 62], Ketamin [31, 49, 53, 57, 64, 65, 68, 100, 106], neuerdings auch Althesin [22, 24, 47, 76, 80] sowie der beiden pharmakologischen Komponenten der Neuroleptanalgesie – Dehydrobenzperidol und Fentanyl [20, 41, 57, 83, 101, 105, 108] –, auf das kardiovasculäre System und die Kontraktilität des Myokards [2, 3, 8, 91, 92, 93] in zahlreichen Mitteilungen vorliegen, finden sich in der Literatur keine Hinweise über die Wirkung der verschiedenen Anaesthetica auf die Coronardurchblutung und den Sauerstoffverbrauch des menschlichen Herzens.

Die von PELLEGRINI [81] mit der Wärmeleitsonde erhobenen Befunde über die Coronardurchblutung unter Pentobarbital- und Äthernarkose erlauben nur eine qualitative Aussage über die Strömungsgeschwindigkeit und sind daher mit quantitativen Flußmessungen nicht vergleichbar.

Vergleichende tierexperimentelle Untersuchungen über den Einfluß verschiedener Narkosen auf die Myokarddurchblutung und den linksventriculären Sauerstoffverbrauch liegen – trotz der Bedeutung, die diesen Parametern zukommt – bisher nur von DUDZIAK [34], EBERLEIN [36] und KETTLER [56] vor. Die von DUDZIAK publizierten Ergebnisse wurden am isolierten Langendorff-Präparat erhoben und sind daher nicht auf die Wirkung der Anaesthetica unter klinischen Bedingungen übertragbar.

In den Experimenten von EBERLEIN wurden einige Anaesthesieverfahren unter Steady-State-Bedingungen am intakten Ganztier untersucht. Die Neuroleptanalgesie (NLA), Propanidid, Ketamin und Althesin wurden dabei nicht geprüft. In der Arbeit von KETTLER – diese Untersuchungen wurden ebenfalls an Hunden unter Steady-State-Bedingungen durchgeführt – liegt der Schwerpunkt auf der hämodynamischen Analyse des myokardialen Energiebedarfes. Da es sich dabei vor allem um Untersuchungen von Langzeitnarkosen handelt, fehlen Befunde über den Einfluß kurzwirksamer Pharmaka, wie Methohexital, Propanidid und Althesin, die vorwiegend zur Narkoseeinleitung benutzt werden.

Im Gegensatz zu den Publikationen von EBERLEIN und KETTLER werden in der vorliegenden Arbeit die Effekte von Dehydrobenzperidol, Fentanyl, Ketamin, Brevimytal, Althesin und Epontol sowie deren Lösungsvermittler Cremophor EL ohne vorherige Prämedikation der Patienten und ohne zusätzliche N_2O-Applikation auf allgemeine Hämodynamik, Coronardurchblutung sowie myokardialen O_2-Verbrauch geprüft.

Zwischen hämodynamischen Parametern und myokardialem O_2-Verbrauch bestehen enge Beziehungen. Am isolierten Herzen fand ROHDE [85] eine gute Korrelation zwischen dem Produkt aus Aortendruck und Herzfrequenz und dem Sauerstoffverbrauch des Myokards. EVANS und MATSUOKA [39] kamen zu dem Ergebnis, daß bei gleicher Herzarbeit eine Druckerhöhung den Sauerstoffverbrauch des Herzens weit mehr steigert als eine Zunahme des Schlagvolumens. Für die mechanische Belastung des Herzens haben SARNOFF und Mitarb. [87] den Begriff des „tension time index" (TTI) eingeführt. Der TTI ist definiert als Produkt aus der Fläche unter dem systolischen Aortendruck und der Herzfrequenz über 1 min, diese Beziehung ist unter nicht zu extremen Bedingungen gut mit dem myokardialen Sauerstoffbedarf korreliert. Von BRETSCHNEIDER [12, 13] wurde der tension time index in Form des Produktes „mittlerer systolischer Aortendruck × Quadratwurzel aus Herzfrequenz" für die klinische Anwendung vereinfacht. In Übersichtsarbeiten haben SONNENBLICK [94, 95] sowie BRAUNWALD und Mitarb. [9, 10] die entscheidenden Determinanten des myokardialen Sauerstoffverbrauches zusammengefaßt. Danach sind die myokardiale Wandspannung, die Inotropie des Herzens und die Herzfrequenz von großem Einfluß [54, 72]; dagegen spielen der Basalstoffwechsel [7], die Aktivierungsenergie [60] und die äußere Herzarbeit [21, 25] eine geringere Rolle. Kürzlich haben BRETSCHNEIDER u. Mitarb. [17, 56] einen neuen komplexen hämodynamischen Parameter entwickelt, der in additiver Weise die einzelnen energieverbrauchenden Prozesse erfaßt, wobei der Energiebedarf für die Haltebetätigung während der Auswurfphase und der Energiebedarf für die Spannungsentwicklung während der isometrischen Anspannungsphase mit Abstand die höchsten Anteile einnehmen, in ihrem Verhältnis aber stark variieren können.

Die Untersuchung des Einflusses der erwähnten Anaesthetica auf Coronardurchblutung und linksventriculären O_2-Verbrauch schien uns besonders interessant, weil diese Drogen bei Narkoseeinleitung unterschiedlich ausgeprägte Effekte auf das kardiovasculäre System zeigen.

II. Methodik

A. Auswahl der Patienten und Meßgrößen

Die Untersuchungen wurden an insgesamt 48 Patienten durchgeführt, deren Grunderkrankung (Hiatushernien, Perikaɪdcysten, Bronchusadenome, Mediastinaltumoren, Varizen u. a.) und kardiologische Befunde nicht auf eine hämodynamisch wirksame Herzerkrankung schließen ließ.

Das durchschnittliche Alter der Untersuchten lag bei 37 Jahren (Altersverteilung von 19 bis 56 Jahren), das mittlere Gewicht bei 73,9 kg und die Körpertemperatur bei 36,4° C. Um die Coronarwirkung des Anaestheticums allein zu erfassen und Interferenzen mit anderen Drogen auszuschließen, erhielten die Patienten keine Prämedikation. Alle Patienten wurden über die vor der Operation in Aussicht genommenen Untersuchungen informiert und ausschließlich mit ihrem Einverständnis untersucht.

Folgende Parameter wurden gemessen bzw. registriert: Coronardurchblutung, Herzzeitvolumen, EKG, Aorten- und Ventrikeldrucke sowie die maximale Druckanstiegsgeschwindigkeit im linken Ventrikel. Es wurden Hämoglobingehalt, Hämatokrit, Blutgasanalysen und Säure-Basen-Status bestimmt. Aus arteriellen Proben wurden die Elektrolyte Natrium, Kalium, Calcium und Magnesium gemessen. Die Bestimmung der oben aufgeführten Größen wurde jeweils nach der Katheterisierung am wachen Patienten sowie nach Narkoseeinleitung durchgeführt. Der myokardiale O_2-Verbrauch, der modifizierte tension-time-index, der periphere und coronare Widerstand, der Herz- und Schlagvolumenindex wurden aus den gemessenen Größen berechnet. Die gewonnenen Ausgangswerte von Coronardurchblutung, myokardialem O_2-Verbrauch und coronarem Widerstand wurden mit den entsprechenden Befunden von 10 Patienten verglichen, bei denen durch Herzkatheterisierung in einer früheren Untersuchungsserie [61, 96] eine kardiovasculäre Erkrankung ausgeschlossen worden war. In diesem Kollektiv sind folgende Normalbefunde erhoben worden ($\bar{x}$; $s\bar{x}$): für die Coronardurchblutung 82 ± 3 ml/min · 100 g; für den Sauerstoffverbrauch des linken Ventrikels $9,4 \pm 0,3$ ml/min · 100 g und für den Coronarwiderstand $0,98 \pm 0,04$ mm Hg/ml/min · 100 g. Der mittlere diastolische Aortendruck wurde bei diesem Kollektiv mit 87 ± 3 mm Hg ermittelt.

B. Anaesthesieverfahren und Beatmung
sowie Ablauf der Untersuchungen

Bei allen Patienten wurden zunächst die Ausgangswerte unter Spontanatmung bestimmt, so daß für jedes Anaesthesieverfahren Kontrollwerte der entsprechenden Patienten vorliegen. Die Kontrollwerte der verschiedenen Gruppen zeigten eine gute Übereinstimmung.

Nach der sich anschließenden Narkoseeinleitung mit den unten angegebenen Anaesthetica und endotrachealer Intubation wurde assistiert bzw. kontrolliert mit einem Bird Mark 8 beatmet. Dabei wurde die Normoventilation mit einem Uras MT (Fa. Hartmann und Braun) fortlaufend registriert (endexspiratorischer CO_2-Gehalt: 4–5%). Die mittlere Atem- bzw. Beatmungsfrequenz lag bei 14/min. Folgende Anaesthesieverfahren wurden untersucht:

1. Neuroleptanalgesie – NLA –
(Dehydrobenzperidol und Fentanyl, Fa. Janssen, Düsseldorf)

Die NLA-Gruppe umfaßt 10 Patienten. Um die Effekte des Dehydrobenzperidols (DHB) und der vollständigen NLA (DHB und Fentanyl) isoliert zu erfassen, wurden in diesem Untersuchungskollektiv jeweils drei Messungen vorgenommen. Nach der Ausgangsmessung am wachen Patienten wurde die zweite Untersuchung 3 min nach Applikation des Neurolepticums Dehydrobenzperidol und die dritte 4–5 min nach Komplettierung der NLA, d. h. nach zusätzlicher Injektion von Fentanyl (FE) und endotrachealer Intubation durchgeführt. Als mittlere Dosis wurden 0,33 mg/kg DHB und 0,0067 mg/kg FE intravenös verabreicht. Die Vergleichsmessungen erfolgten im hämodynamischen Steady-State, d. h. bei konstanten Blutdruck-, Puls-Frequenz- und exspiratorischen CO_2-Werten.

2. Ketamin
(Ketanest, Fa. Parke Davis, München)

Das Phencyclidin-Derivat Ketamin ist ein anaesthetisch und gleichzeitig kataleptisch wirkendes Pharmakon, das als Mono- oder Kombinationsnarkoticum von CORSSEN u. DOMINO [26] in die Klinik eingeführt wurde. Wir applizierten diese Substanz insgesamt 14 Patienten zur Narkoseeinleitung. Als mittlere Dosierung wurden 5 mg/kg innerhalb von 60 sec intravenös injiziert. Da die typischen Kreislaufveränderungen schon kurze Zeit nach der intravenösen Gabe von Ketamin auftreten [31, 65, 68], wurden in unseren Untersuchungen die einzelnen Größen jeweils 2 min nach der Ketamin-Injektion gemessen. Im Anschluß an die Messungen wurde die Narkose mit Halothan bzw. mit NLA weitergeführt.

3. Methohexital
(Brevimytal, Fa. Eli Lilly GmbH, Gießen)

Aus der Gruppe der kurzwirkenden Oxybarbiturate wurde Methohexital an 7 Patienten geprüft. Hinsichtlich des Wirkungseintrittes und der extrem

kurzen Wirkungsdauer ist Methohexital mit Propanidid vergleichbar [69].
Die Messungen erfolgten analog zum Propanididkollektiv unmittelbar nach
der initialen i.v.-Injektion von im Mittel 2 mg/kg Brevimytal. Um die
Untersuchungen bei einer etwa gleichmäßigen Narkosetiefe beenden zu
können, war – wie beim Propanidid – eine zusätzliche Infusion von
0,7 mg/kg · min notwendig.

4. Propanidid
(Epontol, Fa. Bayer AG, Leverkusen)

Propanidid ist ein extrem kurzwirkendes Pharmakon mit einer mittleren
Wirkungsdauer von 3–4 min und kann deshalb nur zur Narkoseeinleitung
oder zu kurzdauernden chirurgischen Eingriffen angewandt werden. Aufgrund dieser Eigenschaft läßt sich durch fraktionierte Gabe dieser Substanz
ein echtes Steady-State während der Meßperiode von etwa 5 min nur sehr
schwer oder gar nicht erreichen. Deshalb wurde nach der initialen Injektion
von 7 mg/kg Propanidid das Medikament für die Dauer der Meßperiode
durch eine Dauerinfusion mit 2 mg/kg · min weiter zugeführt. Die Propanidid-Gruppe umfaßt 7 Patienten. Die Initialdosis wurde innerhalb von
20 sec intravenös injiziert.

5. Althesin
(CT 1341, Fa. Glaxo-Pharmazeutika GmbH, Düsseldorf)

Althesin (CT 1341) ist ein von den Glaxo Laboratories neu entwickeltes
Anaestheticum; als Wirksubstanz enthält dieses Pharmakon zwei Pregnan-
steroide [3 α-Hydroxy-5 α-pregnan-11,20-dion (Steroid I) und 21-acetoxy-
3 α-hydroxy-5 α-pregnan-11,20-dion (Steroid II)] und als Lösungsvermittler – wie das Propanidid – 20% Cremophor EL in wäßriger Lösung.
Hinsichtlich des Wirkungseintrittes und der Wirkungsdauer ist Althesin
mit Propanidid und Methohexital vergleichbar. Es wurden in dieser Gruppe
insgesamt 7 Patienten unter dem Einfluß von Althesin untersucht. Als
mittlere Dosis wurden 0,075 ml/kg = 0,90 mg/kg CT 1341 innerhalb von
30 sec intravenös injiziert. Eine zusätzliche Applikation von Althesin für die
Dauer der Meßperiode war nicht erforderlich.

Zur differenzierteren Aussage über Wirksubstanz und Lösungsvermittler allein erhielten 3 weitere Patienten eine einmalige Dosis von
0,15 ml/kg = 30 mg/kg Cremophor EL 20% innerhalb von 20 sec intravenös appliziert.

Die Zahl der untersuchten Patienten in der Ketamin-Gruppe ($n = 14$)
liegt deutlich über den übrigen Narkose-Kollektiven. Schon zu Beginn der
Ketamin-Untersuchungen zeigte sich, daß die Patienten nicht einheitlich auf
das Pharmakon reagieren. Es lassen sich zwei unterschiedliche hämo-

dynamische Reaktionstypen nachweisen. Wir haben deshalb versucht, durch Vergrößerung der Versuchszahl diese unterschiedliche Reaktionsweise auch statistisch abzusichern. Die hämodynamischen Effekte bei den übrigen Narkosen waren dagegen einheitlich.

C. Präparation und Katheterisierung

Alle Katheter wurden in Lokalanaesthesie über periphere Gefäße eingeführt. Folgende Präparationen bzw. Punktionen waren dazu erforderlich: Über die V. cephalica bzw. V. basilica sinistra wurde der Coronarsinus mit einem Goodale-Lubin-7F-Katheter katheterisiert. Retrograd über die A. femoralis sinistra wurde mit der Seldinger-Technik ein „Pig-Tail"-Katheter Charr. 7 in den linken Ventrikel zur Druckmessung eingeführt; über die V. cephalica bzw. V. basilica dextra ein Polyäthylenkatheter in die V. cava superior zur Injektion eiskalter Ringerlösung für die Bestimmung des Herzzeitvolumens und zur Applikation von Pharmaka. Die Thermosonde legten wir über die A. radialis sinistra in den Aortenbogen, gleichzeitig nahm die A. radialis einen weiteren Polyäthylenkatheter zur Druckmessung und zur Blutentnahme auf, dessen Totraumvolumen (1,4 ml) mit dem des Coronarsinus-Katheters abgestimmt war.

In der Propanidid- und Althesin-Untersuchungsreihe wurden der linksventrikuläre Druck und dp/dt_{max} mit einem Katheter-Tip-Manometer Charr. 5 gewonnen; durch die verbesserte Registriermöglichkeit konnte in diesen beiden Gruppen der enddiastolische Druck mit ausgewertet werden.

Mit Hilfe einer Röntgen-Fernsehkette (Fa. C. H. F. Müller) wurde die exakte Position aller Katheter und der Thermosonde überprüft.

D. Meßmethoden

1. Coronardurchblutung und Fremdgasapplikation

Die Coronardurchblutung ($\dot{V}_{cor}$) wurde mit der von BRETSCHNEIDER u. Mitarb. [16, 84] entwickelten Argonmethode bestimmt. Diese Methode beruht auf dem von KETY u. SCHMIDT [58, 59] angegebenen indirekten Verfahren zur Organdurchblutungsmessung mittels Fremdgasen. Die Verwendung von Argon als Indikatorgas wurde durch die Neuentwicklung eines quantitativen gaschromatographischen Nachweises von Argon im Blut ermöglicht [16, 27, 84]. Voraussetzung für dieses Verfahren zur Messung der $\dot{V}_{cor}$ ist ein relativ homogenes Organgewebe sowie ein Äquilibrium für Argon zwischen Gewebe und Blut am Ende der Meßperiode. Das Äquilibrium wurde tierexperimentell für die Argonmethode nach einer Aufsättigungsdauer von 5 min nachgewiesen [16, 84]. Durch eine ausreichend tiefe Sondierung des Coronarsinus wird eine Kontamination mit Venenblut nichtmyokardialen Ursprungs ausgeschlossen. Die Beimischung von seiten des epikardialen Fettgewebes ist sicher ohne quantitative Bedeutung.

Der Löslichkeitskoeffizient von Argon im Blut und der Blut-Gewebe-Verteilungskoeffizient von Argon, der 1,1 beträgt [77], sollte für alle Individuen einer Spezies konstant sein; diese Voraussetzung ist sicher für

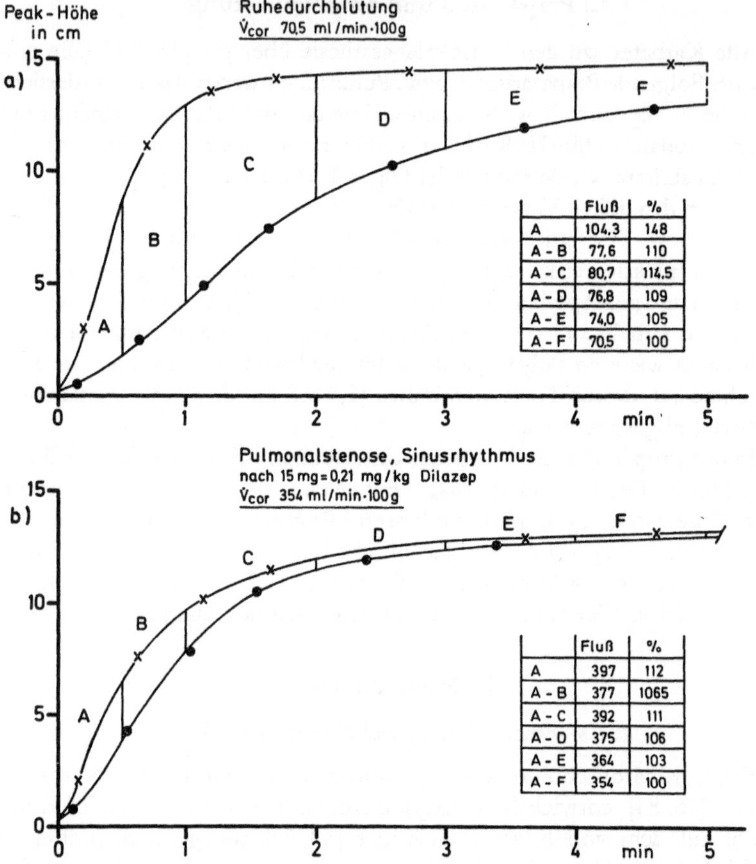

	Fluß	%
A	104,3	148
A – B	77,6	110
A – C	80,7	114,5
A – D	76,8	109
A – E	74,0	105
A – F	70,5	100

	Fluß	%
A	397	112
A – B	377	1065
A – C	392	111
A – D	375	106
A – E	364	103
A – F	354	100

Abb. 1. Typische Argon-Aufsättigungskurven (punktuelle Entnahmetechnik) von Patienten a) mit niedriger und b) mit hoher Coronardurchblutung unter Dilazep-Wirkung.

Es ist ersichtlich, daß die arterielle Vollsättigung mit Argon nach 1–2 min erreicht wird. Die venöse Sättigung nähert sich nach 4–5 min der arteriellen asymptotisch an. Der flachere Anstieg der arteriellen Argon-Aufsättigung im Falle b) ist wahrscheinlich durch das unter Dilazep-Wirkung erhöhte HZV bedingt. Wie aus der segmentalen Analyse der Fläche zwischen arterieller und coronarvenöser Aufsättigungskurve hervorgeht (eingefügte Tabelle), ist nach etwa 5 min sowohl für niedrige als auch für hohe Flüsse das Äquilibrium für Argon zwischen Blut und Myokard weitgehend erreicht das normale Myokard erfüllt, aber auch für pathologisch veränderte Herzen weitgehend gegeben, da der Verteilungskoeffizient des Argon dicht bei 1 liegt.

Von den beiden technischen Varianten der Argon-Fremdgasmethode – die „punktuelle" Entnahme arterieller und organvenöser Blutproben in definierter zeitlicher Folge zur Bestimmung von Aufsättigungskurven bzw. die „integrierende" Dauerentnahme – ist für klinische Untersuchungen die Dauerentnahmetechnik besser geeignet: 1. sind mehrere Messungen durch geringere Probenvolumina – etwa 30 ml pro Entnahme – am gleichen Patienten möglich, 2. gewährleistet das maschinelle Absaugen eine gleichmäßige und exakt simultane Entnahme der Blutproben sowie einwandfreie Doppelanalysen und 3. wird durch die kleinere Probenzahl der zeitliche Aufwand für die gaschromatographische Analyse verringert.

Typische Aufsättigungskurven von Patienten – einerseits mit niedriger und andererseits mit hoher Coronardurchblutung – zeigt die Abbildung 1; diese Kurven wurden mit der „punktuellen" Entnahmetechnik gewonnen. Aus der Abbildung wird deutlich, daß die arterielle Vollsättigung mit Argon sehr schnell erreicht wird. Die venöse Sättigung nähert sich nach etwa 3–4 min asymptotisch der arteriellen Sättigung an. Nach 5 min ist

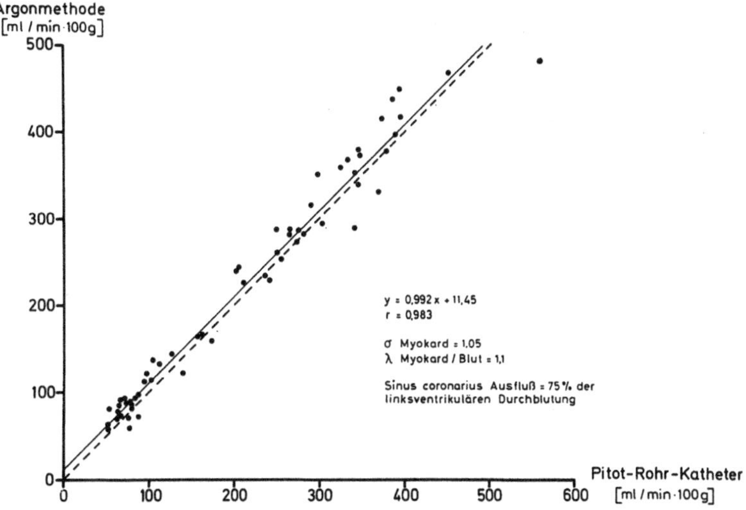

Abb. 2. Vergleichende simultane Messung der Coronardurchblutung mit dem Druckdifferenzverfahren und der Argon-Methode.

Für die Umrechnung der Pitot-Rohr-Katheter-Werte wurde ein Anteil des Coronarsinusausflusses an der gesamten linksventriculären Myokarddurchblutung von 75 % zugrunde gelegt und das nach der Sektion bestimmte Gewicht des linken Ventrikels eingesetzt (45).

Im Gegensatz zu den Ergebnissen mit anderen Fremdgasmethoden zeigen die Werte der Argonmethode auch in hohen Durchblutungsbereichen keine gerichtete Abweichung von der Identitätslinie, der Korrelationskoeffizient beträgt $r = 0,98$

sowohl für niedrige als auch für hohe Flüsse das Äquilibrium für Argon
zwischen Blut und Gewebe praktisch erreicht.

Vergleichsmessungen der Coronardurchblutung mit dem von BRET-
SCHNEIDER u. Mitarb. [50, 101] entwickelten Druckdifferenzverfahren und
der Argonmethode haben im Tierexperiment eine gute Übereinstimmung
der Methoden (Abb. 2) in einem Bereich von 60–500 ml/min · 100 g
ergeben [45].

Die Berechnung der Coronardurchblutung läßt sich von dem von FICK
1870 zur Bestimmung des Herzzeitvolumens entwickelten Prinzips ableiten:

$$\frac{M_o}{\Delta t} = \frac{M_a}{\Delta t} - \frac{M_v}{\Delta t}$$

$$\frac{M_a}{\Delta t} = \frac{V}{\Delta t} \cdot C_a$$

$$\frac{M_v}{\Delta t} = \frac{V}{\Delta t} \cdot C_v \tag{1}$$

$$\frac{M_o}{\Delta t} = \frac{V}{\Delta t} \cdot (C_a - C_v)$$

$$\frac{V}{\Delta t} = \frac{M_o}{(C_a - C_v) \cdot \Delta t} \tag{2}$$

$$\frac{V}{t} = \frac{M_{oe}}{\int_0^t (C_a - C_v) \cdot dt} \tag{3}$$

$$\frac{V}{t} = \frac{C_{ve} \cdot \lambda \cdot \sigma^{-1}}{\int_0^t (C_a - C_v) \cdot dt} \tag{4}$$

$$\frac{V}{t} = \frac{C_{ve} \cdot \lambda \cdot \sigma^{-1}}{(\overline{C_a} - \overline{C_v}) \cdot t_e}$$

$$k = \frac{\lambda \cdot \sigma^{-1} \cdot 100}{t_e} = 20{,}95 \tag{5}$$

$$\frac{V}{t} = \frac{C_{ve} \cdot k}{(\overline{C_a} - \overline{C_v})} \; [\text{ml/min} \cdot 100 \text{ g}] \tag{6}$$

Abb. 3. $M_o/\Delta t$ = Änderung der Indikatormenge im Organ pro Zeiteinheit.
M_{oe} = Gesamtmenge des Indikators im Organ am Ende der Aufsättigung,
$M_a/\Delta t$ bzw. $M_v/\Delta t$ = Indikatormenge, die mit dem arteriellen Blut pro Zeiteinheit antransportiert bzw. mit dem venösen Blut pro Zeiteinheit abgeführt wird.
$V/\Delta t$ bzw. V/t = Durchblutung des Organs pro Gewichtseinheit. C_a und C_v =
momentane arterielle und organvenöse Indikatorkonzentration. $\overline{C_a}$ und $\overline{C_v}$ =
mittlere arterielle und organvenöse Indikatorkonzentration. C_{ve} = Organvenöse
Indikatorkonzentration am Ende der Aufsättigung. λ = Verteilungskoeffizient
Organgewebe/Blut (für das Myokard 1,1). σ = spezifisches Gewicht des Organs
(für das Myokard 1,05 g/ml). t_e = Aufsättigungs- bzw. Blutentnahmedauer (für
Argon = 5 min)

Die von einem Organ pro Zeiteinheit aufgenommene Menge eines Indikators $M_O/\Delta t$ entspricht der mit dem arteriellen Blut antransportierten Indikatormenge $M_A/\Delta t$ abzüglich der im venösen Blut abgeführten Indikatormenge $M_v/\Delta t$ [1]. An- und abtransportierte Indikatormenge ist durch das Produkt aus der pro Zeiteinheit strömenden Blutmenge $V/\Delta t$, die für Arterien und Venen die gleiche Größe hat, und der arteriellen bzw. venösen Konzentration C_a und C_v des Indikators gegeben [2; 3]. Da die Indikatorkonzentration im Blut während der Zeit der Messung nicht konstant ist, muß die arterio-venöse Konzentrationsdifferenz im Nenner der Gleichung über die Zeit integriert werden [4]. Den Zähler der Gleichung erhält man aus der organvenösen Endkonzentration (die Probe wird am Ende der Meßperiode manuell entnommen) und aus dem Blut-Gewebe-Verteilungskoeffizienten λ sowie dem spezifischen Organgewicht σ. Da das Organvolumen und die Indikatorkonzentration im Organ am Patienten nicht meßbar sind, wird die organvenöse Endkonzentration unter Berücksichtigung des Verteilungskoeffizienten der Organkonzentration gleichgesetzt und mit dem experimentell bestimmten spezifischen Gewicht das Organvolumen umgangen ($G = V \cdot \sigma$). Bezieht man sich auf ein festgesetztes Gewicht von 100 g, so erhält man die Organdurchblutung pro 100 g Organgewebe. Die Gleichung gewinnt damit die in der Abbildung 3 in der letzten Zeile angeführte Form, die zur Berechnung der Coronardurchblutung angewandt wurde [5; 6].

Das Indikatorgas wurde gaschromatographisch bestimmt. Die theoretischen Voraussetzungen und das Prinzip des Analysenablaufes sind von RAU u. TAUCHERT [84, 102, 103] ausführlich diskutiert.

Das Indikatorgas – ein Gemisch aus 21 Vol.% Sauerstoff und 79 Vol.% Argon (Argon reinst, Fa. Messer, Griesheim bzw. Linde) – wurde bei der Ausgangsmessung dem wachen Patienten über ein in der Spirometrie gebräuchliches Gummimundstück mit aufgesetztem Ruben-Ventil zugeführt. Dieses System gewährleistet in Verbindung mit einem nachgeschalteten 5 l-Rüsch-Atembeutel und einer Nasenklemme eine sichere Abdichtung gegenüber Raumluft.

Über eine Motorpumpeneinheit (modifizierte Unita I, Fa. Braun-Melsungen) wurden die arteriellen und coronarvenösen Entnahmen zur Bestimmung der Coronardurchblutung simultan als Doppelprobe in gasdichten 5 ml-Ganzglasspritzen (Fa. Braun-Melsungen) vorgenommen, die mit Hochvakuumfett (Dow Corning) zusätzlich abgedichtet waren. Für die Analyse des Argon-Gehaltes der Blutproben wurde ein Gaschromatograph der Firma Varian (Varian-Aerograph 173 120-00) mit einem Tritium-Helium-Ionisationsdetektor benutzt und die Meßsignale als „peaks" mit einem Kompensationsschreiber (Fa. Varian, A-25) registriert.

Unmittelbar vor und nach der Argon-Aufsättigung wurden arterielle und coronarvenöse Blutproben zur Bestimmung von O_2-Sättigung, Hb,

Hk, pO_2, pCO_2 und des Säure-Basen-Haushaltes entnommen. Zusätzlich wurden im arteriellen Blut die Elektrolytkonzentrationen ermittelt. Außerdem wurde in kurzen Zeitintervallen das Herzzeitvolumen je vor und nach den Argon-Aufsättigungen bestimmt. Die Applikation des Gasgemisches erfolgte nach Narkoseeinleitung über den Endotrachealtubus. Die Entnahmen der Blutproben und die HZV-Bestimmung liefen nach dem gleichen Schema ab wie oben beschrieben. Die Anwendung der Argonmethode entspricht somit weitgehend dem Vorgehen, das in früheren Publikationen bereits ausführlich beschrieben wurde [27, 84, 103].

2. Druckregistrierung und Herzzeitvolumenmessung

Die Aorten- und Ventrikeldrucke wurden in den NLA-, Ketamin- und Methohexital-Kollektiven mit konventionellen Kathetern und Statham-Elementen P 23Db über DC-Verstärker (C. H. F. Müller/Philips) aufgenommen. Der Aortendruck wurde elektronisch gemittelt und ebenfalls aufgezeichnet. Die Differenzierung des Ventrikeldruckes (dp/dt) erfolgte mittels eines Differenzierverstärkers der Firma C. H. F. Müller/Philips. In der Propanidid- und Althesin-Gruppe wurden der links-ventriculäre Druck und dp/dt_{max} mit einem Katheter-Tip-Manometer (Mikro-Tip™ PC-350, Millar Instruments/Houston) über die beschriebenen DC- bzw. Differenzierverstärker gemessen. Den mittleren systolischen und mittleren diastolischen Aortendruck entnahmen wir graphisch den Druckkurven.

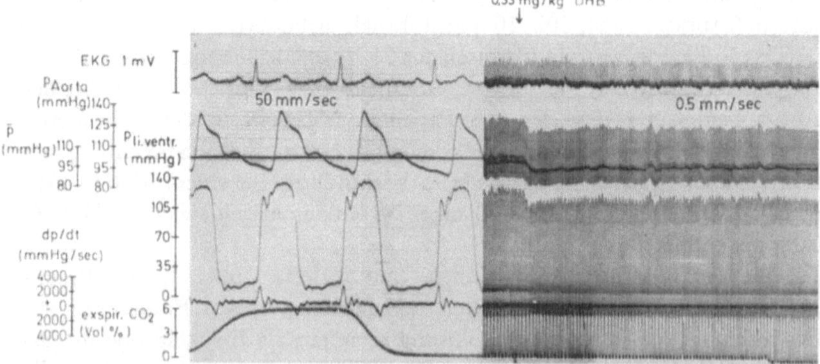

Abb. 4. Originalregistrierung der Kreislaufwirkungen von Dehydrobenzperidol, 0,33 mg/kg.
Von oben nach unten: EKG (Extremitätenableitung I), arterieller Druck mit elektronisch gemitteltem Mitteldruck (beide Drucke haben aus meßtechnischen Gründen eine getrennte Eichung), Ventrikeldruck, Druckanstiegsgeschwindigkeit (dp/dt_{max}) des Ventrikeldruckes und exspiratorischer CO_2-Gehalt.
Unmittelbar nach der i.v. Injektion von DHB kommt es zu einem Abfall des arteriellen Druckes und zu einem Anstieg der Herzfrequenz; dp/dt_{max} bleibt nahezu unverändert

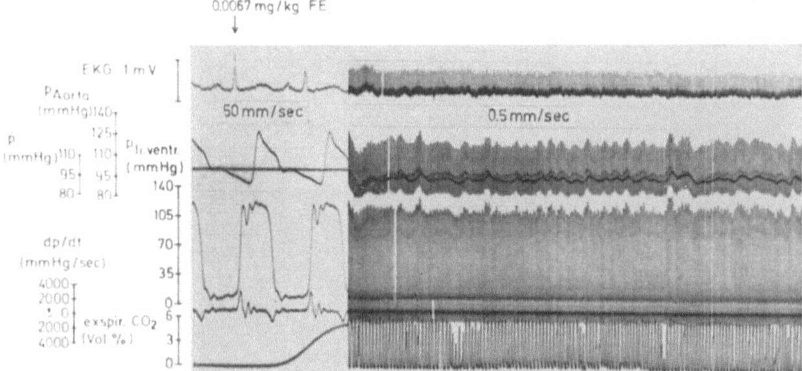

Abb. 5. Originalregistrierung der Kreislaufwirkungen nach einer zusätzlichen i.v. Gabe von Fentanyl (0,0067 mg/kg) nach vorausgegangener Applikation von DHB (Abb. 4).
Registriergrößen und Eichungen wie in Abbildung 4.
Die Drucke werden durch die FE-Gabe im Vergleich zur DHB-Wirkung nicht weiter reduziert, dp/dt_{max} fällt geringfügig ab. Die Herzfrequenz, die unter dem Einfluß von DHB signifikant angestiegen war, wird unter Fentanyl auf das Ausgangsniveau zurückgeführt

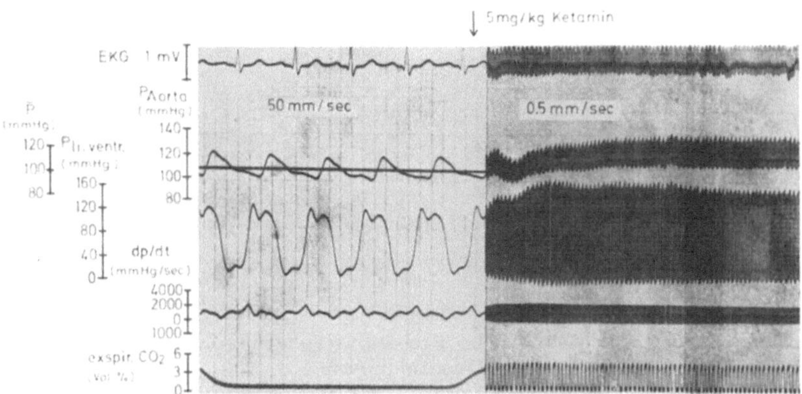

Abb. 6. Originalregistrierung der Kreislaufwirkungen von 5 mg/kg Ketamin i.v.
Registriergrößen und Eichungen wie in den Abbildungen 4 und 5.
Ketamin bewirkt in der angegebenen Dosierung eine Zunahme des Aorten- und Ventrikeldruckes, eine Steigerung der Herzfrequenz und eine Erhöhung der Druckanstiegsgeschwindigkeit (dp/dt_{max})

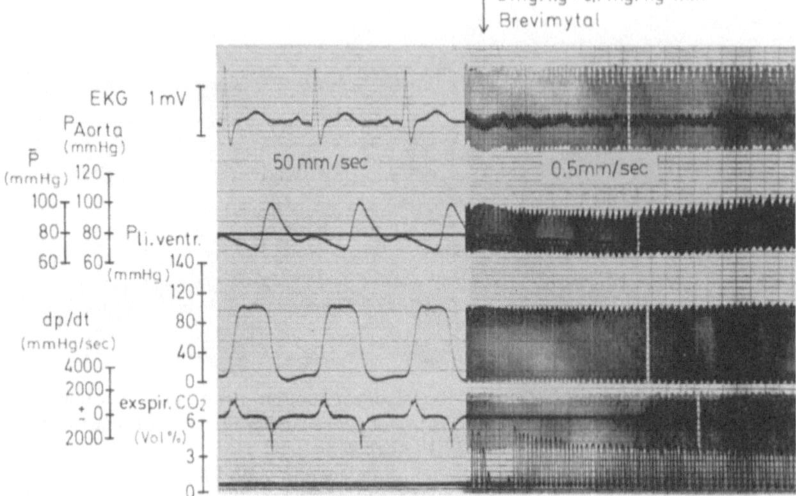

Abb. 7. Originalregistrierung der Kreislaufwirkungen von 2 mg/kg Brevimytal (Methohexital) i.v.

Die Registriergrößen entsprechen der in den Abbildungen 4–6 angegebenen Reihenfolge. Die Eichpunkte des Aortendruckes und des mittleren Aortendruckes sind hier identisch. Ventrikeldruck und dp/dt_{max} wurden in diesem Versuch mit einem Katheter-Tip-Manometer aufgenommen.

Brevimytal bewirkt in dieser Dosierung eine Frequenzzunahme um etwa 30 %, eine geringere Abnahme des Aorten- und Ventrikeldruckes und eine Reduktion von dp/dt_{max} um ca. 13 %. Nach etwa 2 min sind die Ausgangswerte bereits wieder erreicht

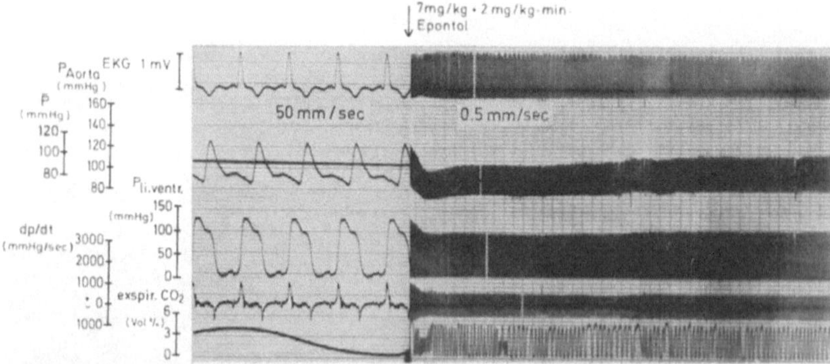

Abb. 8. Originalregistrierung der Kreislaufwirkungen von 7 mg/kg Epontol (Propanidid) i.v.

Registriergrößen wie in Abbildungen 4–7. Ventrikeldrucke und dp/dt_{max} sind hier über ein Katheter-Tip-Manometer aufgenommen. Für Aortendruck und mittleren Aortendruck gilt eine getrennte Eichung.

Die Abnahme des Aorten- und des Ventrikeldruckes und die Verminderung von dp/dt_{max} sind wesentlich stärker ausgeprägt als nach Brevimytal. Die Ausgangswerte werden erst nach etwa 9–12 min wieder erreicht

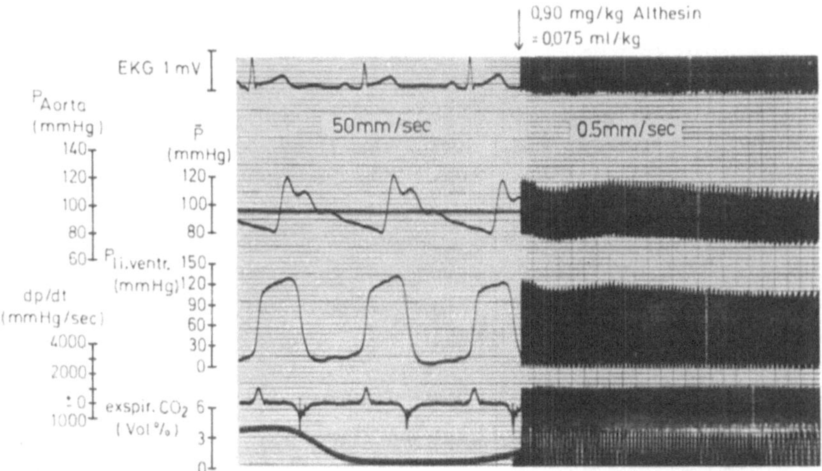

Abb. 9. Originalregistrierung der Kreislaufwirkungen von 0,9 mg/kg Althesin
(CT 1341) i.v.
Die Registriergrößen entsprechen der in den Abbildungen 4–8 angegebenen
Reihenfolge. Die Eichpunkte des Aortendruckes und des mittleren Aortendruckes
sind hier identisch.
Althesin führt in der Dosierung von 0,9 mg/kg zu einer Herzfrequenzsteigerung
und zu einem geringfügigen Abfall des Aortendruckes

Das EKG (Extremitätenableitung I) und der exspiratorische CO_2-Gehalt
(Uras MT, Fa. Hartmann und Braun) wurden simultan mit den Aorten-
und Ventrikeldrucken auf einem 6-fach UV-Schreiber (Fa. C. H. F.
Müller/Philips) aufgezeichnet. Die Abbildungen 4–9 zeigen jeweils eine
Originalregistrierung der genannten Herz-Kreislaufparameter unter dem
Einfluß der untersuchten Anaesthetica.

Zur Bestimmung des Herzzeitvolumens verwendeten wir die Thermo-
dilutionsmethode nach SLAMA u. PIIPER (Fa. A. Fischer KG, Göttingen,
Typ HZV/BN 6560). Nach GETHMANN u. Mitarb. [42] liegt die Fehlerbreite,
wenn bestimmte bekannte Fehlerquellen ausgeschaltet werden, bei etwa
± 10%.

3. Blutgase, Säure-Basen-Haushalt und Elektrolyte

Vor und nach den Coronardurchblutungsmessungen wurden coronarvenöse und arterielle Blutproben entnommen und auf folgende Größen
analysiert: pO_2, pCO_2, pH, Standard-Bikarbonat und Base-Excess nach
Astrup und dem Nomogramm nach SIGGAARD-ANDERSEN (Fa. Radiometer,
Kopenhagen). Der pH-Wert wurde der Körpertemperatur entsprechend
nach ROSENTHAL korrigiert. Nach Korrektur ergab sich eine befriedigende Übereinstimmung der arteriellen Kohlensäuredrucke mit dem

mit einem Uras MT gemessenen endexspiratorischen CO_2-Gehalt. Alle Astrup-Analysen wurden als Doppelbestimmungen ausgeführt. Die Bestimmung der O_2-Sättigung und des Hb's im arteriellen und coronarvenösen Blut führten wir mit einem CO-Oximeter (Modell 182, Instrumentation Laboratory, Lexington/Mass.) durch. Der Hämatokrit wurde mit einer Adams-Autokrit Zentrifuge gemessen. Die Elektrolyte Natrium, Kalium, Calcium und Magnesium wurden aus den gleichen arteriellen Blutproben mit einem Atomabsorptionsspektrophotometer (Fa. Perkin Elmer, 303) bestimmt [79]. Um Verfälschungen durch Spülflüssigkeit zu vermeiden, wurde vor der Entnahme der Analysenproben etwa das 7fache Totraumvolumen der Katheter verworfen.

E. Auswertung

1. Berechnungen und Definitionen

Der O_2-Gehalt des arteriellen und coronarvenösen Blutes wurde aus dem Produkt von Hämoglobin, O_2-Sättigung und Hüfner'scher Zahl ermittelt, der Sauerstoffverbrauch des linken Ventrikels nach dem Fick'schen Prinzip aus AVD O_2 und Coronardurchblutung ($\dot{V}_{cor}$). Der periphere (W_{per}) – und coronare Widerstand (W_{cor}) wurden wie folgt berechnet:

$$W_{per} = \frac{\bar{P}\ \text{syst. Aortendruck} - 10\ \text{mm Hg}}{\text{HZV/kg}} \quad \left[\frac{\text{mm Hg}}{\text{ml/min} \cdot \text{kg}}\right]$$

$$W_{cor} = \frac{\bar{P}\ \text{diast. Aortendruck} - 10\ \text{mm Hg}}{\dot{V}_{cor}} \quad \left[\frac{\text{mm Hg}}{\text{ml/min} \cdot 100\ \text{g}}\right]$$

Das Subtraktionsglied von 10 mm Hg im Zähler entspricht einem mittleren „critical closing pressure". Zur Abschätzung der mechanischen Belastung des linken Ventrikels haben wir den in der Einleitung erwähnten „tension-time-index" in der Modifikation nach BRETSCHNEIDER [12, 13] aus mittlerem systolischen Aortendruck $\times \sqrt{\text{Herzfrequenz}}$ berechnet. Der Herzindex ergab sich aus dem HZV und der Körperoberfläche, die nach den Angaben von DUBOIS [33] aus Größe und Gewicht bestimmt wurde (HI = HZV/m² = [l/min · m²]), der Schlagvolumenindex aus dem Quotienten aus Herzindex und Herzfrequenz (SVI = HZV/m² · n = [ml/m²]).

2. Statistische Verfahren

Von allen Meß- und Rechengrößen wurde der Mittelwert ($\bar{x}$) und der mittlere Fehler des Mittelwertes ($s\bar{x}$) berechnet.

Als statistische Prüfverfahren wurden bei der NLA-Gruppe der H-Test nach KRUSKAL-WALLIS, eine parameterfreie Varianzanalyse, die auf dem Prinzip der Rangsummenteste basiert, und bei den übrigen vier untersuchten Anaesthesieverfahren der t-Test der Differenzen angewandt.

III. Ergebnisse

A. Coronardurchblutung, allgemeine Hämodynamik und myocardialer Sauerstoffverbrauch unter dem Einfluß der Anaesthetica

1. Neuroleptanalgesie

Die Untersuchungen für dieses Narkoseverfahren umfassen eine Gruppe von 10 Patienten. Die wichtigsten Parameter sind in Tabelle 1 zusammengestellt. Bei allen Patienten bewirkte Dehydrobenzperidol (DHB) in einer Dosierung von 0,33 mg/kg eine Coronardurchblutungszunahme von 97 ± 7 auf 139 ± 13 ml/min · 100 g ($p < 0,005$), dabei fiel der Coronarwiderstand von $0,91 \pm 0,06$ auf $0,60 \pm 0,05$ mm Hg/ml/min · 100 g ($p < 0,0005$) ab. Bei unveränderter coronarvenöser Sauerstoff-

Tabelle 1. Mittelwerte ($\bar{x}$) und mittlere Fehler der Mittelwerte ($s\bar{x}$) unter DHB und DHB/FE ($n = 10$).

DHB bedingt einen Anstieg von Coronardurchblutung (V_{cor}), myokardialem Sauerstoffverbrauch und Herzfrequenz. Unter der vollständigen NLA (DHB + FE) kehren alle Größen wieder in den Ausgangsbereich zurück. Auffallend ist die auch unter DHB gleichbleibende coronarvenöse O_2-Sättigung

NLA ($n = 10$) DHB (0,33 mg/kg) FE (0,0067 mg/kg)	vor		unter DHB		unter DHB/ FE	
	$\bar{x}$	$s\bar{x}$	$\bar{x}$	$s\bar{x}$	$\bar{x}$	$s\bar{x}$
V_{cor} [ml/min · 100 g]	97	7	139	13	92	7
$W_{cor} \left[\dfrac{\text{mm Hg}}{\text{ml/min} \cdot 100 \text{ g}} \right]$	0,91	0,06	0,60	0,05	0,93	0,07
$\bar{p}_{diast}$ [mmHg]	92	3	86	3	86	4
O_2-Verbrauch [ml/min · 100 g]	10,3	0,8	14,7	1,0	9,2	0,5
O_2-Sättigung cor. ven. [%]	31,1	1.8	31,2	2,0	33,3	2,2
Herzfrequenz [1/min]	77	3	94	4	79	3
HI [l/min · m²]	3,72	0,09	3,93	0,09	3,43	0,10
SVI [ml/m²]	48	2	45	2	44	3
$W_{per} \left[\dfrac{\text{mmHg}}{\text{ml/min} \cdot \text{kg}} \right]$	0,99	0,05	0,84	0,05	0,98	0,08
$\bar{p}_{aorta}$ [mmHg]	105	4	91	4	93	4
dp/dt_{max} [mmHg/sec]	2260	56	2370	54	2140	67
„TTI" $\left[\text{mmHg} \cdot \sqrt{\dfrac{1}{\text{min}}} \right]$	1020	45	1145	32	987	44

sättigung und AVD O_2 stieg der O_2-Verbrauch des linken Ventrikels um rund 43% von $10,3 \pm 0,8$ auf $14,7 \pm 1,0$ ml/min · 100 g ($p < 0,005$) an.

Die Herzfrequenz und die maximale Druckanstiegsgeschwindigkeit nahmen unter DHB-Einwirkung um etwa 22% bzw. 5% zu. Der modifizierte TTI veränderte sich in gleicher Richtung um rund 13%. Diese Zunahmen sind mit $p < 0,05$ statistisch schwach signifikant. Dagegen blieben der Perfusionsdruck und der mittlere Aortendruck sowie der Herz- und Schlagvolumenindex ohne signifikante Änderungen. Der periphere Widerstand fiel von $0,99 \pm 0,05$ auf $0,84 \pm 0,05$ mmHg/ml/min · kg ($p < 0,005$).

Die zusätzliche Fentanyl-Gabe (Tab. 1) führte zur Rückkehr aller unter DHB veränderten Kreislaufparameter in den Ausgangsbereich. Die Coronardurchblutung lag im Mittel bei 92 ± 7 ml/min · 100 g ($p < 0,005$). Die coronarvenöse Sauerstoffsättigung und die arterio-venöse O_2-Differenz unterschieden sich nicht signifikant von den Ausgangswerten. Der myokardiale O_2-Verbrauch lag unter der vollständigen NLA (DHB + FE) mit $9,2 \pm 0,5$ ml/min · 100 g ($p < 0,005$) im physiologischen Normbereich. Peripherer und coronarer Widerstand hatten das Ausgangsniveau mit $0,98 \pm 0,08$ mmHg/ml/min · kg ($p < 0,005$) und $0,93 \pm 0,07$ mmHg/ml/min · 100 g ($p < 0,005$) unter Fentanyl wieder erreicht.

2. Ketamin

In der angegebenen Dosierung bewirkte Ketamin im Durchschnitt eine Zunahme der Herzfrequenz um 37%, eine Steigerung des mittleren Aortendruckes um rund 11% sowie bei nahezu unverändertem Herzindex eine Abnahme des Schlagvolumenindex um 24% ($p < 0,005$). Der periphere Widerstand erhöhte sich von $0,99 \pm 0,06$ auf $1,21 \pm 0,10$ mmHg/ml/min · kg ($p < 0,01$). Bei gleichbleibender coronarvenöser O_2-Sättigung und arterio-venöser O_2-Differenz stieg die Coronardurchblutung im Mittel um 76 ml auf 168 ± 21 ml/min · 100 g ($p < 0,01$). Der sich aus den letzten Werten ergebende O_2-Verbrauch des Herzens nahm unter Ketamin um 70% von $11,1 \pm 0,6$ auf $18,9 \pm 2,0$ ml/min · 100 g ($p < 0,0005$) zu. Als Ausdruck des Anstieges der hämodynamischen Belastung des linken Ventrikels stiegen der TTI um 26% und dp/dt_{max} um 13% an (Tab. 2).

Bei Betrachtung der Einzelergebnisse lassen sich die 14 Patienten, die mit Ketamin anaesthesiert wurden, in zwei Gruppen einteilen:

6 Patienten zeigten eine sehr starke Zunahme der Coronardurchblutung um Faktor 2,5 — im Mittel um 144 ml auf 241 ± 28 ml/min · 100 g ($p < 0,0025$) und einen entsprechenden Anstieg des linksventrikulären Sauerstoffverbrauches um den Faktor 2,2, d. h. von $11,7 \pm 0,9$ auf $25,9 \pm 2,0$ ml/min · 100 g ($p < 0,0005$). Der Coronarwiderstand fiel dabei von $0,94 \pm 0,05$ auf $0,45 \pm 0,07$ mmHg/ml/min · 100 g ($p < 0,0005$) ab. Herzfrequenz

Tabelle 2. Mittelwerte und mittlerer Fehler der Mittelwerte unter Ketamin.
Nach dem Verhalten der Herzfrequenz wurden die Patienten in zwei Gruppen unterteilt. Links sind die Werte aller Patienten ($n = 14$) aufgeführt, in der Mitte die Patienten (Gruppe I) mit hoher Herzfrequenz und erheblichem Anstieg der Coronardurchblutung und des linksventrikulären Sauerstoffverbrauches ($n = 6$), rechts die übrigen Patienten ($n = 8$) mit geringerer Zunahme der Herzfrequenz, einem mäßigen Anstieg von $\dot{V}_{cor}$ und des myokardialen O_2-Verbrauches (Ketamin-Gruppe II)

Ketamin (5 mg/kg)	vor		unter		vor (n = 6)		unter		vor (n = 8)		unter	
	$\bar{x}$	$s\bar{x}$	$\bar{x}$	$s\bar{x}$	$\bar{x}$	$s\bar{x}$	$\bar{x}$	$s\bar{x}$	$\bar{x}$	$s\bar{x}$	$\bar{x}$	$s\bar{x}$
$\dot{V}_{cor}$ [ml/min · 100 g]	92	5	168	21	97	8	241	28	86	5	112	5
W_{cor} $\left[\dfrac{mmHg}{ml/min \cdot 100\,g}\right]$	0,94	0,04	0,66	0,07	0,94	0,06	0,45	0,07	0,95	0,05	0,81	0,06
$\bar{p}_{diast}$ [mmHg]	88	3	98	3	92	2	101	4	76	10	95	5
O_2-Verbrauch [ml/min · 100 g]	11,1	0,6	18,9	2,0	11,7	0,9	25,9	2,0	10,4	0,6	13,6	0,8
O_2-Sättigung cor. ven. [%]	34,6	1,4	32,8	1,8	36,3	2,7	33,3	3,2	33,2	1,2	32,4	2,1
Herzfrequenz [1/min]	79	4	108	7	86	4	129	9	76	4	101	9
HI [l/min · m²]	3,77	0,13	3,68	0,23	3,70	0,26	3,77	0,41	3,82	0,14	3,62	0,27
SVI [ml/m²]	49	2	37	3	48	4	36	5	50	3	39	4
W_{per} $\left[\dfrac{mmHg}{ml/min \cdot kg}\right]$	0,99	0,06	1,21	0,10	0,96	0,06	1,06	0,09	1,02	0,10	1,34	0,15
$\bar{p}_{aorta}$ [mmHg]	99	3	110	4	106	3	114	6	95	3	107	5
dp/dt_{max} [mmHg/sec]	2050	68	2320	179	2170	51	2480	91	2010	108	2190	278
„TTI" $\left[mmHg \cdot \sqrt{\dfrac{1}{min}}\right]$	1060	37	1340	63	1150	46	1470	96	992	41	1240	68

und mittlerer Aortendruck sowie der Perfusionsdruck erhöhten sich um 50% ($p < 0,005$), um 8% ($p < 0,05$) bzw. um 9% ($p < 0,05$), der angenäherte TTI um 28% und dp/dt_{max} um 14% (Tab. 2).

Bei 8 der Untersuchten nahmen hingegen Coronardurchblutung und O_2-Verbrauch des linken Ventrikels im Vergleich zur ersten Gruppe nur wenig zu. Bei diesen Patienten stiegen die Coronardurchblutung von 86 ± 5 auf 112 ± 5 ml/min · 100 g ($p < 0,0025$) und der Sauerstoffverbrauch um 3,2 ml auf $13,6 \pm 0,8$ ml/min · 100 g ($p < 0,01$). Die Änderungen von dp/dt_{max} um rund 8% waren statistisch nicht signifikant. Der Coronarwiderstand wurde dabei von $0,95 \pm 0,05$ auf $0,81 \pm 0,06$ mm Hg/ml/min · 100 g ($p < 0,01$) reduziert. Die Herzfrequenz stieg in dieser Gruppe von 76 min^{-1} auf 101 min^{-1} und der mittlere Aortendruck von 95 auf 107 mm Hg (Tab. 2). Diese Veränderungen sind mit $p < 0,01$ statistisch signifikant.

3. Brevimytal (Methohexital)

Bei den 7 untersuchten Patienten stieg der myokardiale Durchfluß im Mittel um 33 ml auf 126 ± 6 ml/min · 100 g ($p < 0,0005$), parallel dazu verhielt sich der O_2-Verbrauch des Herzens, der um etwa 45% von $10,9 \pm 0,6$ auf $15,7 \pm 1,1$ ml/min · 100 g ($p < 0,0025$) anstieg. Coronarvenöse

Tabelle 3. Mittelwerte und mittlere Fehler der Mittelwerte unter Brevimytal ($n = 7$). Der Anstieg von $\dot{V}_{cor}$ und linksventrikulärem O_2-Verbrauch entspricht etwa den in der DHB- und in der Ketamin-Gruppe II gemessenen Werten. Mittlerer diastolischer Aortendruck, mittlerer Aortendruck und peripherer Widerstand bleiben nahezu unverändert. Der Frequenzanstieg beträgt 30 % des Ausgangswertes

Brevimytal ($n = 7$) 2 mg/kg + 0,7 mg/kg · min	vor $\bar{x}$	$s\bar{x}$	unter $\bar{x}$	$s\bar{x}$
$\dot{V}_{cor}$ [ml/min · 100 g]	93	3	126	6
W_{cor} $\left[\dfrac{\text{mm Hg}}{\text{ml/min} \cdot 100\ \text{g}}\right]$	0,90	0,07	0,65	0,05
$\bar{p}_{diast}$ [mmHg]	89	3	87	4
O_2-Verbrauch [ml/min · 100 g]	10,9	0,6	15,7	1,1
O_2-Sättigung cor. ven. [%]	32,9	1,7	32,4	1,6
Herzfrequenz [1/min]	82	3	107	3
HI [l/min · m²]	3,99	0,14	3,75	0,17
SVI [ml/m²]	50	4	35	2
W_{per} $\left[\dfrac{\text{mm Hg}}{\text{ml/min} \cdot \text{kg}}\right]$	0,97	0,07	0,99	0,10
$\bar{p}_{aorta}$ [mmHg]	98	4	96	5
dp/dt_{max} [mmHg/sec]	2030	98	1770	109
„TTI" $\left[\text{mmHg} \cdot \sqrt{\dfrac{1}{\text{min}}}\right]$	1010	57	1110	61

Sauerstoffsättigung und AVD O_2 blieben dabei unverändert. Der coronare Widerstand wurde von 0,90 $\pm$ 0,07 auf 0,65 $\pm$ 0,05 mm Hg/ml/min · 100 g ($p < 0{,}0005$) reduziert. Außer der Herzfrequenz, die um rund 31% (von 82 min^{-1} auf 107 min^{-1}) anstieg, waren die Änderungen des Perfusionsdruckes und des peripheren Widerstandes statistisch nicht signifikant. Unter der Einwirkung von Brevimytal nahmen der Herzindex um 6%, der Schlagvolumenindex um 30% sowie dp/dt_{max} um 12% ab. Diese Veränderungen sind auf dem 5% Niveau statistisch signifikant. Im Einzelnen sind die Werte in Tabelle 3 aufgeführt.

4. Epontol (Propanidid)

Die mit Epontol eingeleiteten Patienten reagieren auf 7 mg/kg + 2 mg/kg · min mit einer Zunahme der Coronardurchblutung von 93 $\pm$ 4 auf 182 $\pm$ 10 ml/min · 100 g ($p < 0{,}0005$) und einem entsprechenden Anstieg des linksventrikulären O_2-Verbrauches um etwa 82% von 10,6 $\pm$

Tabelle 4. Mittelwerte und mittlere Fehler der Mittelwerte unter Epontol ($n = 7$) und Cremophor EL ($n = 3$).
Starke Zunahme von V_{cor} ($p < 0{,}0005$) und myokardialem O_2-Verbrauch ($p < 0{,}0025$) sowie Anstieg der Herzfrequenz um 61%. Perfusionsdruck, Herz- und Schlagvolumenindex, mittlerer Aortendruck, peripherer Widerstand und dp/dt_{max} sind signifikant reduziert.
In der rechten Spalte sind die Werte unter dem Einfluß von Cremophor EL aufgeführt; es zeigen sich keine Änderungen gegenüber den Ausgangswerten

Epontol ($n = 7$) (7 mg/kg + 2 mg/kg · min) Cremophor EL ($n = 3$) (30 mg/kg)	vor		unter Epontol		unter Cremophor EL	
	$\bar{x}$	$s\bar{x}$	$\bar{x}$	$s\bar{x}$	$\bar{x}$	$s\bar{x}$
$\dot{V}_{cor}$ [ml/min · 100 g]	93	4	182	10	97	9
$W_{cor} \left[\dfrac{mmHg}{ml/min \cdot 100\,g} \right]$	0,91	0,04	0.43	0,03	0,84	0,09
$\bar{p}_{diast}$ [mmHg]	86	2	81	2	84	2
O_2-Verbrauch [ml/min · 100 g]	10,6	0,6	19,3	1,6	10,8	1,9
O_2-Sättigung cor. ven. [%]	32,7	0,8	34,8	1,4	34,7	3,6
Herzfrequenz [1/min]	79	3	129	3	78	5
CI [l/min · m²]	3,91	0,11	3,63	0,19	3,90	0,24
SVI [ml/m²]	47	2	30	2	46	1
$W_{per} \left[\dfrac{mmHg}{ml/min \cdot kg} \right]$	1,01	0,05	0,93	0,06	0,96	0,06
$\bar{p}_{aorta}$ [mmHg]	92	3	88	2	90	2
dp/dt_{max} [mmHg/sec]	1510	89	1300	82	1440	48
LVEDP [mmHg]	11,4	2,2	15,2	1,4	12,1	2,3
„TTI" $\left[mmHg \cdot \sqrt{\dfrac{1}{min}} \right]$	994	27	1099	73	—	—

0,6 auf 19,3 $\pm$ 1,6 ml/min $\cdot$ 100 g ($p < 0,0025$). Auch in dieser Gruppe kam es zu keiner signifikanten Änderung der coronarvenösen Sauerstoffsättigung und der arterio-venösen O_2-Differenz. Der Coronarwiderstand wurde unter Epontol-Einwirkung um den Faktor 2,1 von 0,91 $\pm$ 0,04 auf 0,43 $\pm$ 0,03 mm Hg/ml/min $\cdot$ 100 g ($p < 0,0005$) gesenkt (Tab. 4). Bis auf die Herzfrequenz, die im Mittel von 79 min^{-1} auf 129 min^{-1} ($p < 0,0005$) anstieg, fielen der Perfusionsdruck, der Herz- und Schlagvolumenindex, mittlerer Aortendruck und peripherer Widerstand sowie dp/dt_{max} signifikant ab. Der enddiastolische Druck (LVEDP) im linken Ventrikel, der in der Propanidid-Gruppe ausgewertet werden konnte, stieg von 11,4 $\pm$ 2,2 auf 15,2 $\pm$ 1,4 mm Hg ($p < 0,05$) an. Für die mechanische Belastung des linken Ventrikels („TTI") wurde ein mittlerer Anstieg von 11% ermittelt.

5. Althesin (CT 1341)

Althesin bewirkte bei allen Patienten in der Dosierung von 0,90 mg/kg eine Coronardurchblutungszunahme um etwa 80% (von 96 $\pm$ 2 auf 173 $\pm$ 22 ml/min $\cdot$ 100 g) ($p < 0,005$). Der coronare Widerstand fiel dabei von 0,91 $\pm$ 0,01 auf 0,52 $\pm$ 0,06 mm Hg/ml/min $\cdot$ 100 g ($p < 0,0005$) ab. Bei nahezu unveränderter coronarvenöser Sauerstoffsättigung und AVD O_2

Tabelle 5. Mittelwerte und mittlere Fehler der Mittelwerte unter Althesin ($n = 7$). Im Gegensatz zum Epontol kommt es unter dem Einfluß von CT 1341 nicht zu einem Abfall von dp/dt_{max} und zu keinem Anstieg des enddiastolischen Ventrikeldruckes

Althesin ($n = 7$) 0,075 ml/kg = 0,90 mg/kg	vor $\bar{x}$	$s\bar{x}$	unter $\bar{x}$	$s\bar{x}$
$\dot{V}_{cor}$ [ml/min $\cdot$ 100 g]	96	2	173	22
$W_{cor} \left[\dfrac{mmHg}{ml/min \cdot 100\ g} \right]$	0,91	0,01	0,52	0,06
$\bar{p}_{diast}$ [mmHg]	89	3	82	2
O_2-Verbrauch [ml/min $\cdot$ 100 g]	10,8	0,9	17,6	2,7
O_2-Sättigung cor. ven. [%]	32,7	2,5	33,1	2,6
Herzfrequenz [1/min]	79	4	114	9
HI [l/min $\cdot$ m²]	3,44	0,08	4,17	0,41
SVI [ml/m²]	44	1,8	37	3,5
$W_{per} \left[\dfrac{mmHg}{ml/min \cdot kg} \right]$	1,01	0,09	0,84	0,07
$\bar{p}_{aorta}$ [mmHg]	97	4	91	3
dp/dt_{max} [mmHg/sec]	1400	101	1470	109
LVEDP [mmHg]	12,0	0,8	9,2	0,7
„TTI" $\left[mmHg \cdot \sqrt{\dfrac{1}{min}} \right]$	946	35	1082	56

stieg der O_2-Verbrauch des linken Ventrikels von $10,8 \pm 0,9$ auf $17,6 \pm 2,7$ ml/min $\cdot$ 100 g ($p < 0,005$) an. Bis auf die Herzfrequenz, die im Mittel von 79 min^{-1} auf 114 min^{-1} ($p < 0,005$) anstieg, fielen Perfusionsdruck, mittlerer Aortendruck, peripherer Widerstand sowie der Schlagvolumenindex signifikant ab. Der Herzindex erfuhr über die Herzfrequenzzunahme eine Steigerung um 21%. Der linksventrikuläre enddiastolische Druck (LVEDP) fiel von $12,0 \pm 0,8$ auf $9,2 \pm 0,7$ ($p < 0,05$) ab. Der „TTI" und dp/dt_{max} nahmen um 14% bzw. um 5% zu. Diese Werte sind im einzelnen in Tabelle 5 aufgeführt.

Drei im Anschluß an das Propanidid- und Althesin-Kollektiv untersuchte Patienten mit dem Lösungsvermittler Cremophor EL (20%ig) allein zeigten nach 30 mg/kg – dem Anteil des Lösungsvermittlers im Epontol bzw. Althesin entsprechend – keine Änderungen von coronarem Durchfluß (97 ± 9 ml/min $\cdot$ 100 g), linksventrikulärem O_2-Verbrauch ($10,8 \pm 1,9$ ml/ min $\cdot$ 100 g), coronarvenöser O_2-Sättigung und coronarem Widerstand. Ebenso blieben Herzfrequenz, Perfusionsdruck, mittlerer Aortendruck, LVEDP, peripherer Widerstand sowie dp/dt_{max}, Herz- und Schlagvolumenindex im Bereich der Ausgangswerte (Tab. 4).

B. Das Verhalten der Blutgase, des Säure-Basen-Haushaltes sowie der Elektrolyte Natrium, Kalium, Calcium und Magnesium unter den Anaesthesieverfahren

Sowohl die Blutgase und der Säure-Basen-Status als auch die Elektrolyte Natrium, Kalium, Calcium und Magnesium zeigten bei den fünf untersuchten Anaesthesieverfahren keine signifikanten Veränderungen. Ebenfalls lagen die Absolutwerte der Patientenkollektive in einem vergleichbaren Bereich. Auffällig war lediglich eine geringfügige metabolische Acidose aller Patienten schon zu Beginn der Messung (Base-Excess: $\bar{x} = -4,06 \pm 0,35$ mval/l), die jedoch im weiteren Verlauf der Untersuchungen keine weitere Änderung erfuhr.

Die Tabellen 6–10 geben die Mittelwerte der Blutgase, des Säure-Basen-Status sowie der Elektrolyte bei den einzelnen Narkosekollektiven wieder:

1. Neuroleptanalgesie, Tabelle 6
2. Ketamin,   Tabelle 7
3. Methohexital,   Tabelle 8
4. Propanidid,   Tabelle 9
5. Althesin,   Tabelle 10

Tabelle 6. Arterielle Blutgase, Säure-Basen-Status und Elektrolyte unter DHB und DHB/FE ($\bar{x}$; $s\bar{x}$).
Weder nach DHB, noch nach der vollständigen NLA treten signifikante Änderungen der gemessenen Größen auf. Der Ausgangsstatus ist durch eine leichte metabolische Acidose gekennzeichnet

NLA ($n = 10$) Blutgase und Säure-Basen-Status		vor		unter DHB		unter DHB/FE	
		$\bar{x}$	$s\bar{x}$	$\bar{x}$	$s\bar{x}$	$\bar{x}$	$s\bar{x}$
Hb	[g%]	13,1	0,3	13,0	0,5	13,0	0,5
O_2-Sättigung	[%]	94,2	0,5	95,3	0,6	94,9	0,4
pO_2	[mmHg]	85,8	1,5	86,7	1,9	86,2	1,9
pCO_2	[mmHg]	39,3	0,8	39,4	0,7	39,2	0,6
pH		7,332	0,004	7,334	0,007	7,338	0,007
St.-Bic.	[mval/l]	20,9	0,5	20,5	0,4	20,4	0,4
Base-Excess	[mval/l]	−4,7	0,7	−4,8	0,7	−4,8	0,6
Elektrolyte							
Natrium	[mval/l]	138	2,56	138	2,46	137	2,37
Kalium	[mval/l]	3,98	0,09	3,98	0,32	3,93	0,11
Calcium	[mval/l]	4,54	0,12	4,52	0,12	4,49	0,11
Magnesium	[mval/l]	1,50	0,03	1,49	0,03	1,47	0,03

Tabelle 7. Arterielle Blutgase, Säure-Basen-Status und Elektrolyte unter Ketamin. Die Ausgangswerte entsprechen wiederum einer leichten metabolischen Acidose (vgl. Tabellen 6, 8–10). Es treten unter Ketamin kaum Änderungen auf; auf eine Differenzierung der beiden Ketamin-Gruppen wurde daher verzichtet

Ketamin ($n = 14$) Blutgase und Säure-Basen-Status		vor		unter	
		$\bar{x}$	$s\bar{x}$	$\bar{x}$	$s\bar{x}$
Hb	[g%]	14,2	0,3	14,2	0,4
O_2-Sättigung	[%]	96,7	0,4	96,4	0,5
pO_2	[mmHg]	84,5	2,8	83,9	4,9
pCO_2	[mmHg]	38,9	0,9	38,3	0,9
pH		7,348	0,006	7,355	0,006
St.-Bic.	[mval/l]	20,9	0,3	20,7	0,3
Base-Excess	[mval/l]	−3,90	0,4	−4,40	0,4
Elektrolyte					
Natrium	[mval/l]	141	2,40	140	2,90
Kalium	[mval/l]	3,88	0,09	3,86	0,09
Calcium	[mval/l]	4,60	0,11	4,63	0,12
Magnesium	[mval/l]	1,55	0,03	1,54	0,03

Tabelle 8. Arterielle Blutgase, Säure-Basen-Status und Elektrolyte unter Brevimytal.
Auch in dieser Gruppe zeigen sich während der kurzen Narkosedauer (ca. 25 min)
keine signifikanten Veränderungen

Brevimytal ($n = 7$)		vor		unter	
Blutgase und Säure-Basen-Status		$\bar{x}$	$s\bar{x}$	$\bar{x}$	$s\bar{x}$
Hb	[g %]	14,0	0,5	14,0	0,5
O_2-Sättigung	[%]	96,1	0,4	95,7	0,5
pO_2	[mmHg]	85,7	2,5	83,3	2,1
pCO_2	[mmHg]	37,4	0,7	36,8	0,8
pH		7,361	0,008	7,362	0,009
St.-Bic.	[mval/l]	21,4	0,6	21,0	0,4
Base-Excess	[mval/l]	—3,14	0,3	—3,50	0,4
Elektrolyte					
Natrium	[mval/l]	139	1,19	138	1,47
Kalium	[mval/l]	3,98	0,15	3,93	0,16
Calcium	[mval/l]	4,58	0,07	4,57	0,07
Magnesium	[mval/l]	1,58	0,08	1,58	0,07

Tabelle 9. Arterielle Blutgase, Säure-Basen-Status und Elektrolyte unter Epontol.
Wie unter den anderen Narkosen bleiben auch unter Epontol arterielle Blutgas-
Werte, Elektrolyte und Säure-Basen-Status weitgehend unverändert. Die Ausgangswerte sind wiederum im Sinne einer leichten metabolischen Acidose gegenüber den Normwerten verschoben.

Epontol ($n = 7$)		vor		unter	
Blutgase und Säure-Basen-Status		$\bar{x}$	$s\bar{x}$	$\bar{x}$	$s\bar{x}$
Hb	[g %]	13,5	0,5	13,6	0,6
O_2-Sättigung	[%]	95,2	0,7	95,8	0,9
pO_2	[mmHg]	87,5	3,8	89,0	2,9
pCO_2	[mmHg]	38,2	1,1	36,7	1,3
pH		7,345	0,004	7,360	0,008
St.-Bic.	[mval/l]	20,8	0,4	20,6	0,4
Base-Excess	[mval/l]	—4,49	0,5	—4,56	0,6
Elektrolyte					
Natrium	[mval/l]	141	1,70	141	1,70
Kalium	[mval/l]	3,84	0,07	3,81	0,04
Calcium	[mval/l]	4,51	0,06	4,50	0,08
Magnesium	[mval/l]	1,51	0,05	1,50	0,04

Tabelle 10. Arterielle Blutgase, Säure-Basen-Status und Elektrolyte unter Althesin.
Auch in diesem Kollektiv zeigen sich vor und nach Applikation von Althesin keine signifikanten Unterschiede

Althesin ($n = 7$) Blutgase und Säure-Basen-Status		vor $\bar{x}$	$s\bar{x}$	unter $\bar{x}$	$s\bar{x}$
Hb	[g %]	13,6	0,5	13,7	0,5
O_2-Sättigung	[%]	96,1	0,4	95,8	0,5
pO_2	[mmHg]	85,7	2,5	84,9	2,1
pCO_2	[mmHg]	39,7	0,7	38,3	1,3
pH		7,356	0,009	7,352	0,008
St.-Bic.	[mval/l]	21,7	0,4	21,4	0,5
Base-Excess	[mval/l]	−3,14	0,5	−3,41	0,6
Elektrolyte					
Natrium	[mval/l]	144	2,10	143	2,41
Kalium	[mval/l]	3,98	0,11	3,93	0,12
Calcium	[mval/l]	4,58	0,03	4,57	0,04
Magnesium	[mval/l]	1,42	0,01	1,41	0,01

IV. Besprechung der Ergebnisse

Vergleichende Untersuchungen über die Wirkung verschiedener Anaesthetica auf die Coronardurchblutung und den Energieverbrauch des menschlichen Herzens liegen bisher nicht vor. Diese Tatsache beruht wohl – trotz des großen Interesses an diesem Problem – auf den erheblichen technischen Schwierigkeiten, den myokardialen Durchfluß exakt und gefahrlos am uneröffneten Thorax beim Menschen zu messen.

Mit der in der vorliegenden Arbeit verwendeten Argonmethode sind diese Probleme – wie mehrere Untersucher [16, 27, 61, 84, 96, 103] zwischenzeitlich zeigen konnten – weitgehend gelöst.

Da, wie einleitend gesagt, der Sauerstoffverbrauch des Herzens vor allem von der hämodynamischen Belastung abhängt, werden die von uns gemessenen hämodynamischen Veränderungen während der einzelnen Narkosen im Zusammenhang mit dem Kapitel Coronardurchblutung und Sauerstoffverbrauch diskutiert.

A. Coronare und allgemeine Hämodynamik sowie myocardialer Sauerstoffverbrauch unter dem Einfluß der Anaesthetica

1. Neuroleptanalgesie, Dehydrobenzperidol und Fentanyl

Untersuchungen am intakten Ganztier über den Sauerstoffverbrauch des Herzens unter Neuroleptanalgesie wurden bisher nur von KETTLER [56] durchgeführt. Die in der vorliegenden Arbeit wiedergegebenen Ergebnisse stimmen im wesentlichen damit überein. Die Applikation von Dehydrobenzperidol in der angegebenen Dosierung von 0,33 mg/kg bewirkte bei allen Patienten einen Anstieg der Coronardurchblutung und des linksventrikulären O_2-Verbrauches (Abb. 10). Die nachfolgende Gabe von 0,067 mg/kg Fentanyl zeigte dagegen einen gegenteiligen Effekt, d. h. myokardialer Durchfluß und O_2-Verbrauch des Herzens lagen unter der kompletten NLA wieder im Bereich der beim wachen Patienten gemessenen Ausgangswerte (Abb. 10). Diese Änderungen fanden auch in der unterschiedlichen hämodynamischen Reaktion ihren Niederschlag. Auffällig waren besonders die Herzfrequenzsteigerung unter DHB um etwa 22% und die Erniedrigung des mittleren Aortendruckes um rund 12%. Für diese Veränderungen kommt ursächlich eine periphere Widerstandserniedrigung durch eine partielle Blockierung der alpha-adrenergen Rezeptoren [105, 108] in Betracht. Einen direkten negativ inotropen Effekt, wie er von DUDZIAK

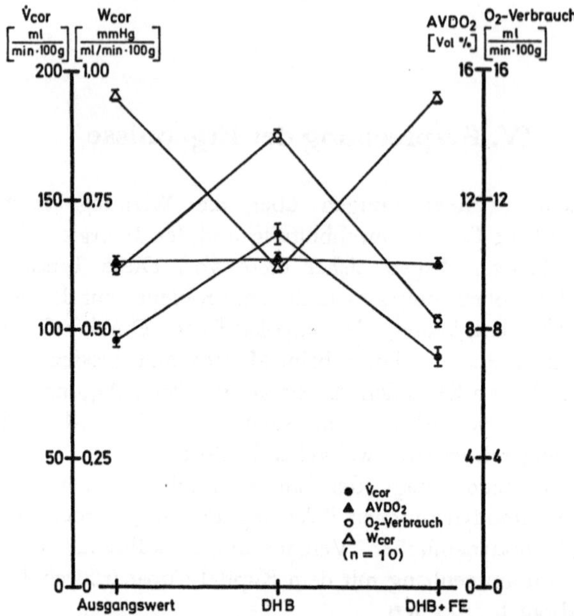

Abb. 10. Coronardurchblutung ($\dot{V}_{cor}$), Coronarwiderstand (W_{cor}), arterio-venöse O_2-Differenz des Coronarblutes (AVD O_2) und myokardialer O_2-Verbrauch unter DHB- und DHB-FE-Wirkung; Mittelwerte ($\bar{x}$) und mittlere Fehler der Mittelwerte ($s\bar{x}$).
Coronardurchblutung und myokardialer O_2-Verbrauch werden nach Applikation von DHB gesteigert, der coronare Widerstand ist entsprechend erniedrigt. Nach zusätzlicher Fentanyl-Injektion kehren Coronardurchblutung und O_2-Verbrauch zu den Ausgangswerten zurück. Die arterio-venöse O_2-Differenz bleibt unter beiden Drogen unverändert

[34] und FISCHER [40] am isolierten Herzen für DHB nachgewiesen wurde, konnten wir – gemessen am dp/dt_{max} und am Kontraktilitätsparameter $dp/dt_{max}/IP$ (in Tab. 1 nicht aufgeführt) – dagegen nicht bestätigen.

Für die Zunahme des myokardialen O_2-Verbrauches unter DHB dürfte überwiegend die Frequenzsteigerung verantwortlich sein. Demgegenüber spielen energetisch betrachtet die Veränderungen des Herzindex, der über die Frequenzzunahme anstieg, eine untergeordnete Rolle [39]. Umgekehrt ist die Verminderung des myokardialen Energiebedarfes nach Fentanyl-Gabe vorwiegend durch die Abnahme der Herzfrequenz bedingt, der myokardiale O_2-Verbrauch lag mit 9,2 $\pm$ 0,5 ml/min · 100 g wieder im physiologischen Bereich des normal schlagenden Herzens. Gemessen am dp/dt_{max} wurde die Inotropie nur geringfügig reduziert, übereinstimmende Ergebnisse fanden am Langendorff-Herzen DUDZIAK [34] und FISCHER [40] sowie STRAUER [98] am isolierten Papillarmuskel.

2. Ketamin

Ketamin wird in der Klinik vorwiegend zur Narkoseeinleitung bzw. für kurzdauernde chirurgische Eingriffe benutzt. Die Kreislaufeffekte von Ketamin – systolische und diastolische Druckerhöhung sowie Herzfrequenzsteigerung – treten nach zahlreichen übereinstimmenden Untersuchungen [23, 56, 64, 65, 68, 96, 100] kurz nach der intravenösen Injektion auf. Die Veränderung der hämodynamischen Situation macht eine akute Anpassung der Energieversorgung des Herzens notwendig [57, 96]. So kam es nach 5 mg/kg Ketamin bei allen Patienten zu einem signifikanten Anstieg der Herzfrequenz, des Aortendruckes, der maximalen Druckanstiegsgeschwindigkeit im linken Ventrikel sowie des angenäherten TTI, parallel dazu nahmen der linksventrikuläre O_2-Verbrauch im Mittel um 70% und die Coronardurchblutung um 83% zu.

Im Unterschied zu dem gleichsinnigen Effekt des Dehydrobenzperidols war die Ketamin-Wirkung bei den von uns untersuchten Patienten von unterschiedlicher Intensität. Während 6 (Gruppe I) der 14 Patienten eine ganz auffallende Zunahme von Coronardurchblutung und myokardialem

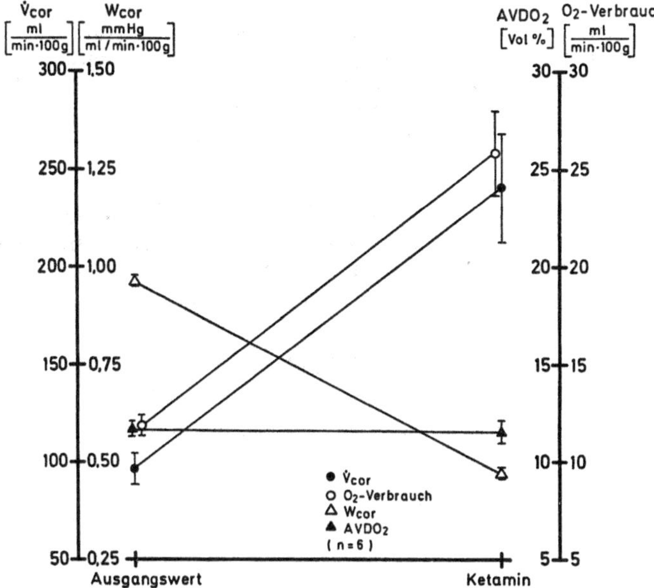

Abb. 11. 6 Patienten der Ketamin-Gruppe mit einer auffallenden Zunahme der Coronardurchblutung (im Mittel von 97 auf 241 ml/min · 100 g) und einem starken Anstieg des myokardialen Sauerstoffverbrauches (von 11,7 auf 25,9 ml/ min · 100 g). Der Coronarwiderstand fällt auf 0,45 mm Hg/ml/min · 100 g ab. Der mittlere Aortendruck steigt in dieser Patientengruppe um etwa 8 % an, die Herzfrequenz nimmt um 50 % zu

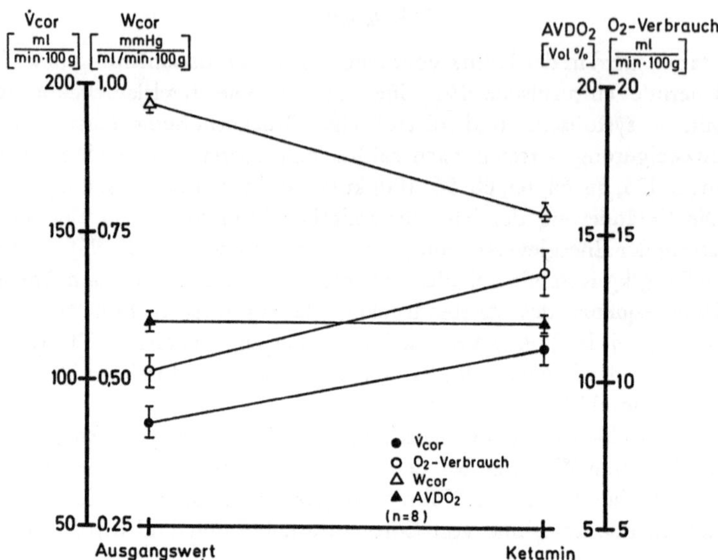

Abb. 12. 8 Patienten der Ketamin-Gruppe mit relativ geringem Anstieg von Coronardurchblutung und myokardialem O_2-Verbrauch (vgl. Abb. 11). Die Coronardurchblutung und der myokardiale Sauerstoffverbrauch nehmen um 30 % bzw. 31 % zu. Die Herzfrequenz erhöht sich im Mittel von 76 auf 101 min⁻¹, der mittlere Aortendruck steigt von 95 auf 107 mm Hg. AVD O_2 und coronar-venöse O_2-Sättigung blieben unverändert

O_2-Verbrauch um das zwei- bis dreifache aufwiesen (Abb. 11), zeigten die übrigen 8 Patienten (Gruppe II) einen weit geringeren Anstieg von O_2-Verbrauch und myokardialem Durchfluß (Abb. 12). Hinsichtlich der hämodynamischen Parameter – die für die Gruppeneinteilung zugrunde gelegt wurden – ergab sich ein dazu paralleles Bild. Herzfrequenz und mittlerer Aortendruck erhöhten sich in Gruppe I um rund 50 % bzw. 8 %, dp/dt_{max} um 14 % und der modifizierte TTI um 28 %. Die hämodynamischen Veränderungen in der II. Gruppe sind zwar statistisch signifikant, jedoch im Vergleich zur I. Gruppe weniger ausgeprägt.

Eine Ursache für das auffallend verschiedenartige Verhalten der beiden Patientengruppen unter dem Einfluß von Ketamin ist zumindest teilweise durch die unterschiedliche hämodynamische Reaktion dieser Patienten begründet. Welcher Art die stimulierende Wirkung von Ketamin auf das kardiovasculäre System ist, kann nach den z. T. widersprüchlichen Befunden verschiedener Untersucher bislang nicht sicher entschieden werden.

Eine Katecholaminfreisetzung, die von VIRTUE [104] angenommen wird und in der einen Patientengruppe demnach stärker zum Tragen gekommen sein müßte, kann man aufgrund tierexperimenteller Untersuchungen von

CHEN [23], HENSEL u. Mitarb. [49] sowie der eigenen und in einer späteren Publikation zu diskutierenden Metabolitbefunde wohl verneinen. Ein direkter Einfluß von Ketamin auf den myokardialen Stoffwechsel im Sinne einer möglichen Entkopplung der oxydativen Phosphorylierung wird durch die Ergebnisse von GETHMANN u. Mitarb. [43] bei Untersuchungen des Stoffwechsels der energiereichen Phosphate am kardioplegisch stillgestellten Herzen nicht gestützt. Nach neueren Untersuchungen von MONTEL u. Mitarb. [75] kommt für die Ketamin-Wirkung auch ein kokainähnlicher Effekt in Frage. Auch diese Befunde geben jedoch keine Erklärung für das deutlich unterschiedliche Verhalten unserer Patienten.

In erster Linie ist an eine unterschiedliche Ausgangslage des vegetativen Tonus im Sinne von LANGREHR [68] oder auch von SEIFEN u. MEHMEL [89] (erhöhter zentraler Sympathikotonus bzw. anticholinergische Wirkung von Ketamin) für die differenten Reaktionen verantwortlich zu machen. Unter Bezugnahme auf diese Befunde lassen sich unsere differierenden Ergebnisse am ehesten mit einer unterschiedlichen Ausgangslage und einem unterschiedlichen Ansprechen des parasympathischen Tonus in Einklang bringen.

3. Brevimytal

Die kardiovasculären Nebenwirkungen der Oxy- und Thiobarbiturate sowie deren Einfluß auf die Kontraktilität des Myokards sind häufig untersucht worden [19, 32, 37, 38, 44, 69, 71, 92, 93]. Übereinstimmend werden die Kreislaufeffekte mit dosisabhängigem Blutdruckabfall, Verminderung des Herzzeitvolumens sowie Herzfrequenzzunahme und Anstieg des peripheren Gefäßwiderstandes beschrieben. Für diese Veränderungen kommt ursächlich ein direkter negativ inotroper Effekt infrage [90].

Für unsere Untersuchungen haben wir das schwefelfreie Oxybarbiturat Methohexital verwandt, das sich durch eine extrem kurze Wirkungsdauer und nach LEHMANN u. Mitarb. [69] durch besonders gering ausgeprägte kardiovasculäre Nebenwirkungen auszeichnet. Durch unsere Untersuchungen wurden bei einer mittleren Dosis von 2 mg/kg + 0,7 mg/kg · min diese relativ günstigen Eigenschaften von Brevimytal bestätigt. Aortendruck und peripherer Widerstand änderten sich nur unwesentlich; am auffälligsten waren die Zunahme der Herzfrequenz um rund 31% und die Abnahme des Schlagvolumenindex um 30%, wobei der Herzindex trotz des relativ stark reduzierten Schlagvolumenindex durch den Frequenzanstieg nahezu unverändert blieb. Bedingt durch die Frequenzzunahme um 31% resultiert eine geringfügige Steigerung des TTI.

Unter Brevimytal nahm der O_2-Verbrauch des Herzens gegenüber dem Ausgangswert um 4,7 ml/min · 100 g zu. Ebenso wie in der NLA- und Ketamin-Gruppe wurde der gesteigerte O_2-Bedarf durch Zunahme der Coronardurchblutung bei unveränderter coronarvenöser Sauerstoffsätti-

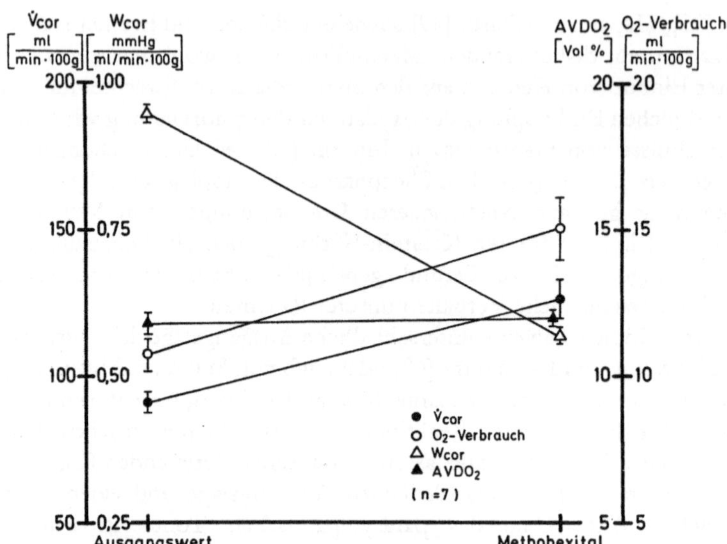

Abb. 13. Coronardurchblutung ($\dot{V}_{cor}$), Coronarwiderstand (W_{cor}), arterio-venöse O$_2$-Differenz des Coronarblutes (AVD O$_2$) und myokardialer Sauerstoffverbrauch unter Brevimytal (Methohexital)-Wirkung.
Coronardurchblutung und linksventrikulärer O$_2$-Verbrauch sind um etwa 35 % bzw. 44 % gesteigert. Der coronare Widerstand wird von 0,90 auf 0,65 mm Hg/ml/min · 100 g herabgesetzt, die AVD O$_2$ bleibt unverändert

gung und AVD O$_2$ gedeckt (Abb. 13). Die Absolutwerte des Sauerstoffverbrauchs lagen unter Brevimytal mit 15,7 $\pm$ 1,1 ml/min · 100 g in einem mittleren Bereich und damit deutlich günstiger als die von Ketamin I, Althesin und Propanidid. Parallel zu dem gesteigerten O$_2$-Verbrauch des Myokards nahm die Coronardurchblutung um rund 35 % zu. Auch PELLEGRINI [81] konnte unter dem Einfluß von Pentobarbital eine Zunahme der Strömungsgeschwindigkeit im Coronarsinus beobachten, seine Meßanordnung erlaubt jedoch keine quantitative Angabe über den Coronardurchfluß, so daß dieser Befund mit den vorliegenden Ergebnissen nicht vergleichbar ist. Die Befunde von EBERLEIN [36], der im Tierexperiment eine Zunahme der Myokarddurchblutung unter Pentobarbital mit dem Druckdifferenzkatheter messen konnte, stimmen mit unseren Ergebnissen im wesentlichen überein. Die Ursache für die Zunahme des O$_2$-Verbrauches ist in dem Anstieg der Herzfrequenz zu sehen, die als kumulativer Faktor den Sauerstoffverbrauch des Herzens pro Minute erhöht. Der unter bestimmten Bedingungen nachgewiesene inotropiesteigernde Effekt der Herzfrequenz wird dagegen, wie an der Abnahme von dp/dt_{max} ersichtlich, durch die direkt negativ inotrope Wirkung der Barbiturate aufgehoben.

Hinsichtlich einer Beteiligung des vegetativen Nervensystems an den Kreislaufeffekten der Oxybarbiturate wird von PAGE [78] eine parasympathikolytische Wirkung diskutiert, andere Autoren postulieren dagegen eine Katecholaminfreisetzung [4, 82].

4. Epontol

Die von uns untersuchten Patienten reagierten auf 7 mg/kg + 2 mg/kg · min mit einem signifikanten Anstieg der Coronardurchblutung um den Faktor 2 und des myokardialen O_2-Verbrauches um 8,7 ml auf 19,3 ml/min · 100 g (Abb. 14). Dieser Sauerstoffverbrauchswert lag mit dem der Ketamin-

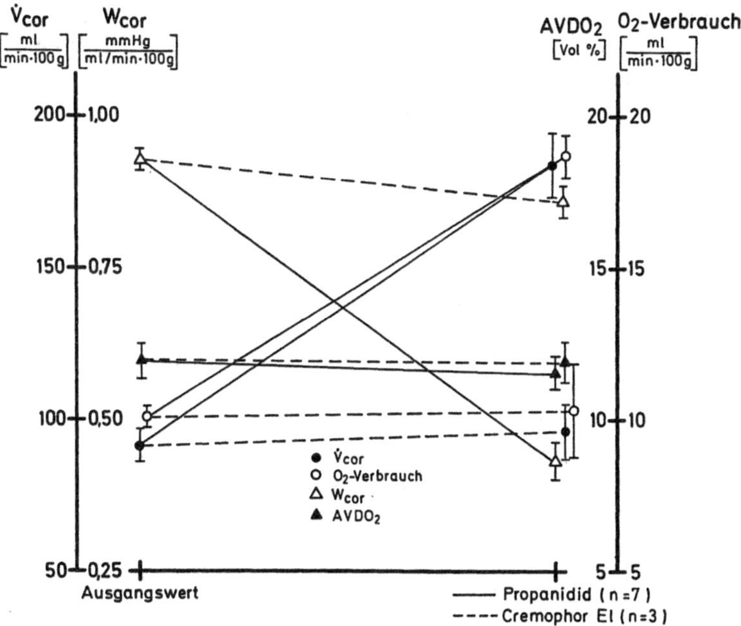

Abb. 14. Coronardurchblutung ($\dot{V}_{cor}$), Coronarwiderstand (W_{cor}), arterio-venöse Sauerstoffdifferenz des Coronarblutes (AVD O_2) und myokardialer O_2-Verbrauch unter Epontol (Propanidid)- bzw. Cremophor EL-Wirkung (Propanidid = durchgezogene Linien; Cremophor = gestrichelte Linien).
Zunahme der Coronardurchblutung um 96 % und entsprechender Anstieg des myokardialen O_2-Verbrauches um 82 % unter Epontol. Der hohe Sauerstoffverbrauchswert von 19,3 ml/min · 100 g liegt nach der Ketamin-Gruppe I am höchsten von allen untersuchten Narkosen. Dem Coronardurchblutungsanstieg entspricht eine Verminderung des Coronarwiderstandes um den Faktor 2 auf 0,43 mm Hg/ml/min · 100 g.
Unter dem alleinigen Einfluß von Cremophor EL bleiben $\dot{V}_{cor}$, W_{cor}, AVD O_2 und O_2-Verbrauch im wesentlichen unverändert und liegen im Bereich der Ausgangswerte. Die Ausgangswerte beider Untersuchungskollektive sind hier zusammengefaßt (vgl. auch Tab. 4)

Gruppe I, die eine auffallend starke Zunahme der Coronardurchblutung zeigte, im Mittel an der Spitze aller unter den verschiedenen Narkosen gemessenen Sauerstoffverbrauchswerten. Auch dieser hohe Sauerstoffverbrauch wurde, wie unter DHB, Ketamin und Brevimytal, nicht durch eine vermehrte O_2-Extraktion des Coronarblutes, sondern ausschließlich über die Zunahme des coronaren Durchflusses gedeckt (Abb. 17). Für den Anstieg des myokardialen O_2-Verbrauches ist hämodynamisch – im Gegensatz zur Ketamin-Gruppe – vor allem die Herzfrequenzzunahme um 61% sowie eine erhöhte Wandspannung des Myokards – deutlich am Anstieg des LVEDP – verantwortlich. Möglicherweise kommt es auch unter dem Einfluß von Epontol zu einer Entkopplung der oxydativen Phosphorylierung.

Das Präparat Epontol (5%ig) enthält als Wirksubstanz 5% Propanidid und als Lösungsvermittler 20% Cremophor EL in wäßriger Lösung. Prinzipiell könnten für die Steigerung des myokardialen Energiebedarfes beide Substanzen verantwortlich sein. Nach HILTMANN u. Mitarb. [51] ist der Lösungsvermittler weitgehend „untoxisch". Diese Substanz scheint jedoch nach tierexperimentellen Untersuchungen von WIRTH u. HOFFMEISTER [107] hämodynamisch nicht indifferent zu sein. Bei Injektion von Cremophor EL in üblichen Dosen in eine Coronararterie oder eine A. femoralis beobachteten diese Autoren meist eine lineare Strömungsverlangsamung. In den Experimenten von DUDZIAK [34] wurde der Sauerstoffverbrauch des isolierten Herzens unter der Einwirkung von Cremophor EL nicht beeinflußt.

Diese von HILTMANN u. Mitarb. [51] sowie von DUDZIAK [34] erhobenen Befunde stimmen unter Berücksichtigung der biologischen Streuung mit unseren Ergebnissen weitgehend überein (s. Abb. 14).

In den vorliegenden Untersuchungen ist jedoch die Frage, ob allein Propanidid oder Cremophor EL die Herz-Kreislaufveränderungen bewirken von sekundärem Interesse, da im klinischen Bereich nur die Kombination beider Substanzen als Epontol verabfolgt wird.

Die Injektion von 5 mg/kg Propanidid allein bewirkte beim Hund nach Angabe von WIRTH u. HOFFMEISTER [107] eine Zunahme der Strömungsgeschwindigkeit im Coronarsinus. Die coronarvenöse O_2-Sättigung änderte sich dabei nicht. DUDZIAK [35] beobachtete – in Abhängigkeit von der Dosierung – eine zunehmende Steigerung der Coronardurchblutung am intakten Hundeherzen. Sauerstoffverbrauchsmessungen am isolierten Rattenherzen [34] ergaben eine signifikante Steigerung bei einer Propanidid-Konzentration von 5 mg%.

Der in unseren Untersuchungen stark negativ inotrope Effekt von Propanidid mit signifikanter Abnahme von dp/dt_{max} um etwa 15% und Anstieg des enddiastolischen Druckes sowie der Herzfrequenz muß als Zeichen einer passageren Herzinsuffizienz gewertet werden. Dafür spricht

auch, daß der Herzindex unter Propanidid trotz der erheblichen Frequenz-
erhöhung reduziert war.

Die von uns beobachteten hämodynamischen Veränderungen, die
Abnahme von dp/dt_{max} und Aortendruck sowie der Anstieg des enddiastolischen Druckes im linken Ventrikel unter dem Einfluß von Propanidid stimmen mit den Befunden anderer Untersucher [3, 35, 48, 62, 91,
93] überein.

Neben dem beschriebenen negativen Inotropie-Effekt zeigte Propanidid
eine periphere Kreislaufwirkung mit signifikanter Erniedrigung des peripheren Gefäßwiderstandes und Abnahme des arteriellen Druckes. Diese
Widerstandserniedrigung wird von DOENICKE [28] und LORENZ [74] durch
einen indirekten Einfluß von Epontol über eine Histaminfreisetzung erklärt, nach LANGREHR [67] hat Propanidid selbst noch zusätzlich einen
direkten vasodilatatorischen Effekt.

5. Althesin

Die von uns untersuchten Patienten reagierten auf die Gabe von
0,075 ml/kg Althesin mit einem signifikanten Anstieg der Coronar-

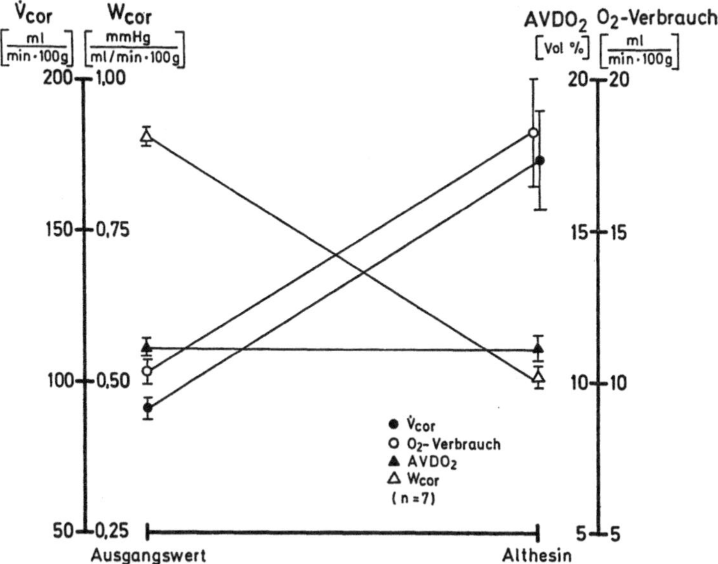

Abb. 15. Coronardurchblutung ($\dot{V}_{cor}$), Coronarwiderstand (W_{cor}), arterio-venöse
Sauerstoffdifferenz des Coronarblutes (AVD O_2) und myokardialer O_2-Verbrauch
unter Althesin (CT 1341)-Wirkung
Zunahme der Coronardurchblutung um 77 ml und entsprechender Anstieg des
myokardialen O_2-Verbrauches um 6,8 ml bei unveränderter AVD O_2. Der
Coronarwiderstand ist auf 0,52 mm Hg/ml/min · 100 g reduziert

durchblutung und des myokardialen O_2-Verbrauches um 6,8 ml auf 17,6 ml/min · 100 g bei entsprechender Reduktion des coronaren Widerstandes um den Faktor 2 (Abb. 15). Die Absolutwerte des Sauerstoffverbrauches lagen unter CT 1341 deutlich günstiger als die von Ketamin I und Propanidid, jedoch wesentlich über dem linksventrikulären Sauerstoffverbrauch unter dem Einfluß von Dehydrobenzperidol und Brevimytal. Dieser relativ hohe myokardiale O_2-Verbrauch wurde auch bei diesem Narkoseverfahren ausschließlich über die Zunahme des coronaren Durchflusses erreicht (Abb. 17), die coronarvenöse O_2-Sättigung und die AVD O_2 blieben relativ konstant.

Die Ursache für die Zunahme des linksventrikulären O_2-Verbrauches ist in dem Anstieg der Herzfrequenz um ca. 44% zu sehen, die als kumulativer Faktor und indirekt als positiv inotroper Effekt einer Frequenzsteigerung in den Sauerstoffverbrauch des Herzens eingeht.

In Übereinstimmung mit anderen Autoren [22, 24, 76, 80] fanden wir eine signifikante Erniedrigung des peripheren Widerstandes. Durch die frequenzbedingte Erhöhung des Herzzeitvolumens wurde eine entsprechende Abnahme des mittleren Aortendruckes kompensiert. Ebenfalls bedingt durch den Frequenzanstieg nahm der TTI um etwa 14% zu.

Negativ inotrope Effekte, die – gemessen am Verhalten von dp/dt_{max} und enddiastolischem Ventrikeldruck – von PATSCHKE u. Mitarb. [80] bei experimentellen Untersuchungen an Hunden sowie von HEMPELMANN u. Mitarb. [47] an kardial vorgeschädigten Patienten gemessen wurden, konnten wir durch unsere Befunde nicht bestätigen. Sowohl die Zunahme von dp/dt_{max} und der Abfall von LVEDP sprechen gegen eine negativ inotrope Wirkung von Althesin. Diese Unterschiede zu den Befunden der vorgenannten Untersucher sind möglicherweise speziesbedingt bzw. dadurch, daß sich unsere Patienten in relativ normalen hämodynamischen Verhältnissen befinden. Die vorliegenden Ergebnisse geben also vor allem darüber Aufschluß, wie sich CT 1341 auf den nicht kreislaufgeschädigten Patienten hinsichtlich der Coronardurchblutung, des myokardialen O_2-Verbrauches und der allgemeinen Hämodynamik verhält. Bezüglich des Lösungsvermittlers Cremophor EL gelten für CT 1341 die gleichen Aspekte wie die beim Epontol.

Zwischen dem modifizierten TTI nach BRETSCHNEIDER [12, 13] und dem myokardialen O_2-Verbrauch ergab sich bei allen untersuchten Anaesthetica keine eindeutige Beziehung. Die Mehrzahl der Analysenpunkte passen sich zwar recht gut der Regressionsgeraden an (Abb. 16), jedoch ist der Korrelationskoeffizient mit $r = +0,590$ nur mittelstark. Diese relativ schlechte Korrelation beruht vor allen Dingen auf dem in Relation zum TTI unverhältnismäßig hohen Sauerstoffverbrauch unter Ketamin, das als einziges der untersuchten Anaesthetica zu einer signifikanten Erhöhung von dp/dt_{max} und mittlerem Aortendruck führte. Analog dazu hat SONNEN-

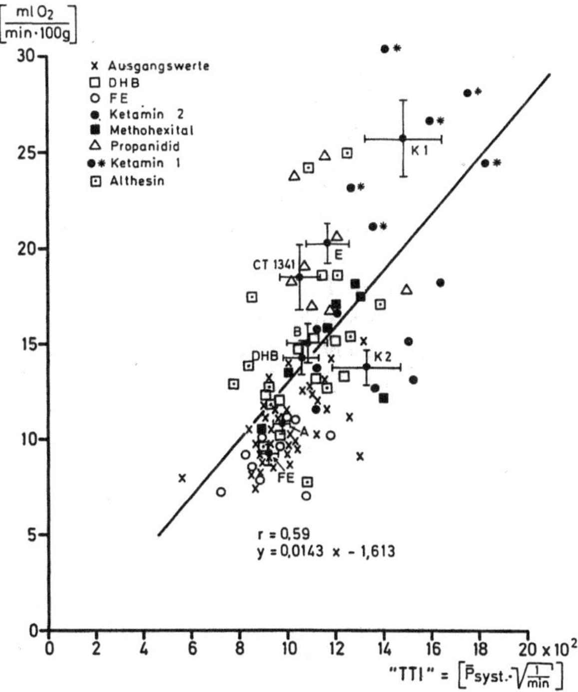

Abb. 16. Myokardialer O$_2$-Verbrauch und ein hämodynamischer Parameter für den Energiebedarf des linken Ventrikels „TTI" für alle untersuchten Patienten. Die Mittelwerte der Narkose-Gruppen sind zusätzlich eingezeichnet. Zwischen dem „TTI" und dem myokardialen O$_2$-Verbrauch ergab sich bei Einbeziehung aller untersuchter Patienten und Anaesthetica keine enge Beziehung, der Korrelationskoeffizient beträgt $r = + 0,59$. Die schwache Korrelation beruht unter anderem auf den – in Relation zum TTI – unverhältnismäßig hohen O$_2$-Verbrauchswerten unter Ketamin, das im Gegensatz zu den anderen Anaesthetica zu einer signifikanten Erhöhung von dp/dt_{max} und $\bar{p}$ aorta führt

BLICK [94] die Gültigkeit des TTI nach SARNOFF [87] widerlegt, da Änderungen der Kontraktilität und folglich auch deren Einfluß auf den Sauerstoffverbrauch mit derartigen Spannungs-Zeit-Parametern nicht erfaßt werden können.

B. Blutgase, Säure-Basen-Haushalt und Elektrolyte

Die Blutgase lagen bei allen untersuchten Narkosekollektiven vor der Ausgangsmessung im Normalbereich. Da die folgenden Messungen unter künstlicher Beatmung durchgeführt wurden, geben sie keinen Aufschluß über eine eventuelle narkosebedingte Beeinträchtigung der Atmung. Unter der Beatmung veränderten sich pCO$_2$, pO$_2$ und arterielle O$_2$-Sättigung nicht. Dieses Resultat ist insofern von Bedeutung, als dadurch eine sekundäre Beeinflussung der Coronardurchblutung infolge Hyperkapnie [36] oder Hypoxie auszuschließen ist. Während der Untersuchungen fanden sich auch für die Parameter des Säure-Basen-Haushaltes keine wesentlichen Veränderungen. Auffällig war lediglich der bei allen Patienten deutlich negative Base-Excess (— 4 mval/l), der schon bei der Ausgangsmessung zu beobachten war, bei den weiteren Untersuchungen jedoch konstant blieb. Dieser Befund läßt sich am ehesten mit der im Mittel 16-stündigen Nahrungskarenz in Verbindung mit einer gewissen Erwartungsangst der nichtprämedizierten Patienten erklären. Letztere könnte auch für die – parallel zu den Untersuchungen der Coronardurchblutung und des myokardialen Sauerstoffverbrauches – gemessenen erhöhten arteriellen Glucose- und Freie-Fettsäurenkonzentrationen [97], die auf eine vermehrte Katecholaminfreisetzung hindeuten, verantwortlich sein; die relativ hohen Ausgangswerte der Coronardurchblutung und des linksventriculären O_2-Verbrauches gegenüber dem Normalkollektiv [61, 96] würden dadurch ebenfalls ihre Erklärung finden.

Die Serumelektrolyte Natrium, Kalium, Calcium und Magnesium lagen im Normalbereich und zeigten unter allen Narkosen keine typischen Veränderungen. Insbesondere konnten wir die von STRIEGAN u. Mitarb. [99] unter Ketaminwirkung beschriebene Abnahme der Kalium-, Calcium- und Magnesium-Werte nicht bestätigen. Dagegen entsprachen unsere Befunde denen von HENSEL u. Mitarb. [49], die im Tierexperiment gewonnen wurden.

C. Diskussion der Resultate im Hinblick auf die Theorien über den physiologischen Anpassungsmechanismus der Coronardurchblutung an den Energiebedarf des Herzens

Der Mechanismus der regulativen Anpassung der Coronardurchblutung an den myokardialen Energiebedarf ist weitgehend unbekannt. Unter anderem werden Hypoxämie oder Anoxie und auch pH-Verschiebungen in Richtung einer Acidose als adäquater Reiz für eine gesteigerte Coronardurchblutung diskutiert [1, 5, 11, 13]. Wenn die physiologische Regulation des coronaren Durchflusses auf Änderungen des pO_2 basieren würde, müßte der Herzmuskel mit seinem relativ hohen Energieumsatz permanent am Rande einer energetischen Insuffizienz arbeiten, da der coronarvenöse pO_2 normalerweise schon mit ca. 20–25 mm Hg recht niedrig liegt.

Nach übereinstimmenden Untersuchungen [1, 6, 73] ist bekannt, daß ein Sauerstoffmangel einen starken coronardilatierenden Effekt zur Folge hat. Derartige Befunde sind erstmals von HILTON u. EICHHOLTZ 1925 [52] publiziert worden.

Der Einfluß akuter pH-Veränderungen, insbesondere die Wirkung einer respiratorischen Acidose mit Anstieg des pCO_2 wurden u. a. von EBER-

LEIN [36] untersucht, der auch die ältere Literatur ausführlich diskutiert hat. Ähnlich wie bei der Hirndurchblutung führt ein Anstieg des pCO_2 auch im Coronarsystem zu einer Vasodilatation.

In einer kürzlich erschienenen Publikation von KOSCHE u. Mitarb. [63] wird der coronardilatierende Effekt einer respiratorischen Acidose in Zweifel gezogen und die früher erhobenen Befunde über sekundäre hämodynamische Effekte erklärt.

Bei unseren Untersuchungen blieben sowohl der arterielle und der coronarvenöse Sauerstoffpartialdruck und die Sauerstoffsättigung als auch der pCO_2 und pH-Wert im venösen Coronarblut weitgehend konstant. Aus der Abbildung 17 ist ersichtlich, daß bei etwa gleichbleibender AVD O_2, d. h. ohne zusätzliche O_2-Extraktion, der Mehrbedarf des Myokards an Sauerstoff ausschließlich über eine Anpassung der Coronardurchblutung

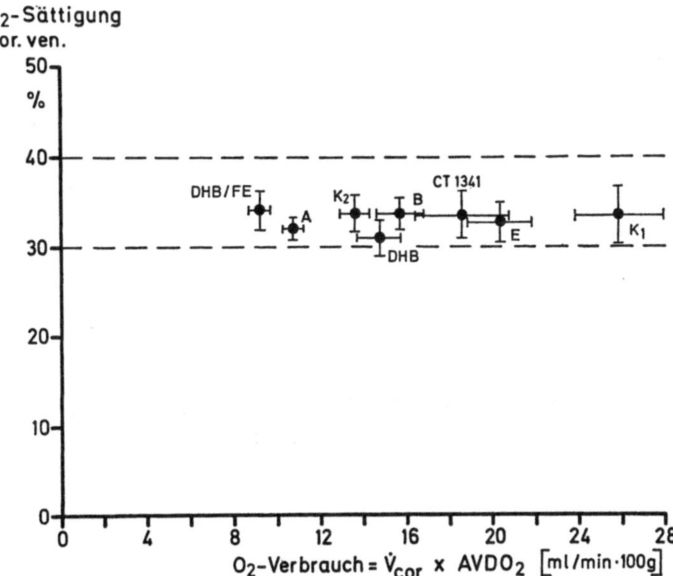

Abb. 17. Myokardialer O_2-Verbrauch und coronarvenöse O_2-Sättigung für die untersuchten Anaesthetica und die mittlere Ausgangslage: A = Ausgangswerte, DHB = Dehydrobenzperidol, FE = Fentanyl, B = Brevimytal, E = Epontol, CT 1341 = Althesin, K_1 = Ketamin-Gruppe I, K_2 = Ketamin-Gruppe II. Trotz stark differierendem O_2-Verbrauch des Myokards bleibt die coronarvenöse O_2-Sättigung – und damit die Bilanz von O_2-Angebot und O_2-Bedarf – weitgehend gleich (Normalbereich zwischen 30 und 40 %). Der myokardiale O_2-Mehrverbrauch unter dem Einfluß von DHB, Brevimytal, Althesin, Epontol und Ketamin wird also durch eine entsprechende Erhöhung der Coronardurchblutung voll gedeckt, vorausgesetzt, daß die Coronarreserve normal und damit ausreichend groß ist

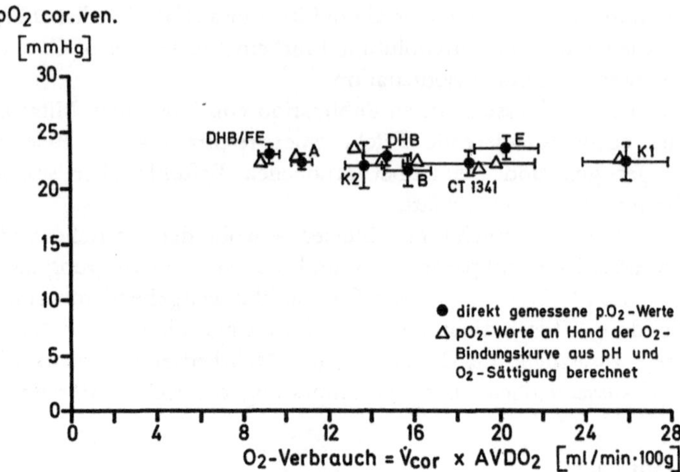

Abb. 18. Myokardialer O_2-Verbrauch und coronarvenöser O_2-Partialdruck für die untersuchten Anaesthetica und die mittlere Ausgangslage (Bezeichnungen wie in Abb. 17).

Trotz stark differierendem O_2-Verbrauch des Myokards (vgl. Abb. 17) bleibt der coronarvenöse pO_2 weitgehend konstant (Bereich zwischen 20 und 25 mm Hg). Es findet sich eine gute Übereinstimmung der direkt gemessenen pO_2-Werte mit den mittels der O_2-Bindungskurve aus O_2-Sättigung und pH berechneten Werten

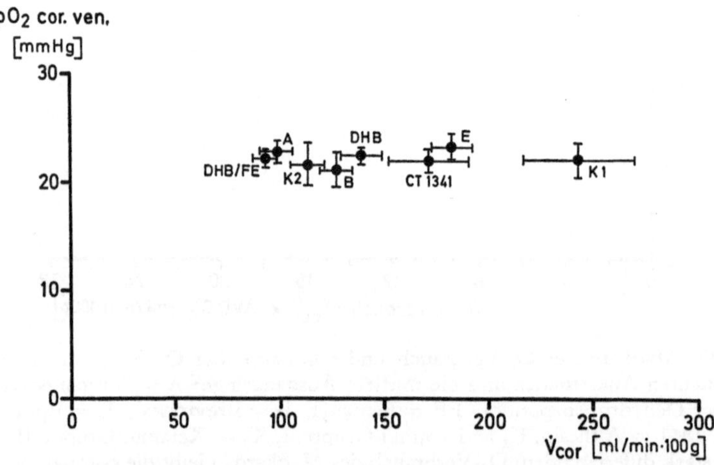

Abb. 19. Coronardurchblutung und coronarvenöser O_2-Partialdruck für die untersuchten Anaesthetica und die mittlere Ausgangslage (Bezeichnung wie in Abb. 17).

Aufgrund der weitgehend konstanten AVD O_2 ergibt sich ein gleiches Bild wie für die Beziehung des coronarvenösen O_2-Partialdruckes zum myokardialen O_2-Verbrauch (vgl. Abb. 18)

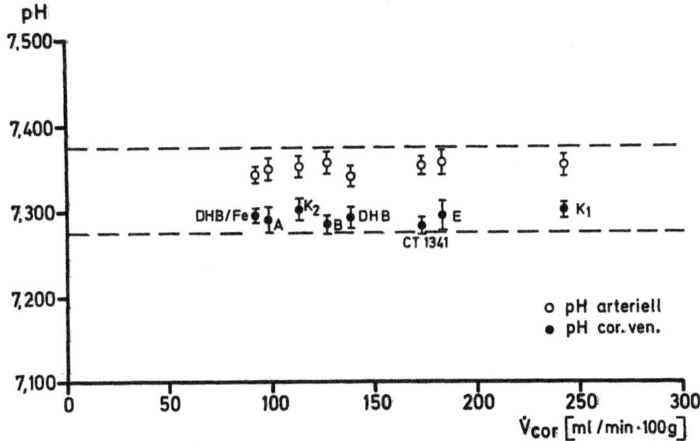

Abb. 20. Coronardurchblutung und pH im coronarvenösen und arteriellen Blut für die untersuchten Anaesthetica und die mittlere Ausgangslage (Bezeichnungen wie Abb. 17).
Entsprechend der Übereinstimmung zwischen Abb. 17 und 18 bzw. 17 und 19 findet sich auch im direkten Vergleich der coronarvenösen pH-Werte bei den verschiedenen Narkosen keine wesentliche Differenz.
Die arteriellen pH-Werte sind ebenfalls weitgehend gleich, sie weichen alle etwas von der Norm im Sinne einer leichten metabolischen Acidose ab (der arterielle pCO_2 lag entsprechend der Normoventilation im Normbereich)

gedeckt wird. Diese gesetzmäßige lineare Beziehung zwischen Coronardurchblutung und myokardialem O_2-Verbrauch ist durch einen Korrelationskoeffizienten von $r = + 0,99$ ausgezeichnet.

Auch aus den Abbildungen 18, 19 und 20 geht hervor, daß die etwa um Faktor 3 differierenden Werte der Coronardurchblutung bei den einzelnen Narkosen nicht durch unterschiedliche Werte des coronarvenösen pO_2, pCO_2 und pH verursacht sein können.

Hypoxie bzw. Anoxie und Acidose kommen also für die erheblich unterschiedlichen Werte der myokardialen Durchblutung unter den verschiedenen Anaesthetica als adäquate physiologische Reize nicht in Betracht, sofern man voraussetzen darf, daß keine wesentlich differierenden Gradienten zwischen Intra- und Extra-Zellulärraum auftreten. Unsere Ergebnisse widerlegen selbstverständlich nicht die allgemein anerkannte Wirkung von Hypoxie und Ischämie auf den Coronarwiderstand; sie legen jedoch den Schluß nahe, daß die sogenannte hypoxische Regulation der Coronardurchblutung ein zusätzlicher, nichtphysiologischer „Regelmechanismus" für Notfallsituationen ist, vielleicht auch nur eine inadäquate Reizung bzw. Inanspruchnahme des physiologischen Regelmechanismus darstellt.

D. Zur Frage spezieller Indikationen und Kontraindikationen einzelner Anaesthetica bei Vorliegen bestimmter pathologischer Herz-Kreislaufverhältnisse

Die Energieversorgung des schlagenden Herzens wird ganz überwiegend durch das Verhältnis „Sauerstoffangebot zu Sauerstoffbedarf" bestimmt [13, 15]. Nach den Untersuchungen von KÜBLER [66] kann das Herz unter ischämischen Bedingungen seinen Energiebedarf nur zu etwa 70% anaerob decken. Ein Mißverhältnis zwischen Sauerstoffbedarf und -angebot muß demnach zwangsläufig zu einem Energiedefizit mit den entsprechenden Konsequenzen für die Myokardfunktion führen. Es erhebt sich also die Frage, ob die von uns bei den Narkosen gemessenen und z. T. recht unterschiedlichen Sauerstoffverbrauchswerte unter pathologischen Bedingungen zu einem solchen Mißverhältnis führen können. Unter der Voraussetzung einer normalen Coronarreserve kann diese Frage verneint werden. Der von uns gemessene sehr hohe Sauerstoffverbrauchswert in der Ketamin-Gruppe I von $\bar{x} = 25{,}9$ ml/min · 100 g (Bereich von 18,3 bis 31,1 ml/min · 100 g) wird bei nicht eingeschränkter Coronarreserve durch autoregulative Anpassung uneingeschränkt gedeckt werden können, da das Sauerstoffangebot vor allem durch Zunahme der Coronardurchblutung um etwa den Faktor 6 gesteigert werden kann. Dagegen scheint eine Vergrößerung der arterio-coronarvenösen O_2-Differenz im Rahmen der Anpassung an einen gesteigerten Sauerstoffbedarf keine wesentliche Rolle zu spielen. In Übereinstimmung mit DOLL u. KEUL [30] blieb in unseren Untersuchungen auch bei sehr unterschiedlichen O_2-Verbrauchswerten die coronarvenöse Sauerstoffsättigung im wesentlichen unverändert und fiel bei keinem der Patienten unter 30% ab. Ob bei Erschöpfung der Coronarreserve eine zusätzliche O_2-Extraktion des Coronarblutes bis zum kritischen O_2-Partialdruck – der von allen Untersuchern [11, 18] mit < 5 mm Hg angegeben wird – erfolgt, läßt sich aus unseren Befunden nicht entscheiden.

Bei den untersuchten Narkosen lag der Sauerstoffverbrauch zwischen $\bar{x} = 9{,}2$ (NLA) und $\bar{x} = 25{,}9$ (Ketamin-Gruppe I) ml/min · 100 g. Aus dem Vergleich von Coronardurchblutung und myokardialem Sauerstoffverbrauch läßt sich schließen, daß für die Deckung des O_2-Bedarfs vornehmlich die Anpassung der Coronardurchblutung herangezogen wurde. Für die weitere Diskussion sollen deshalb die Möglichkeiten einer Anpassung der Coronardurchblutung unter pathologischen Bedingungen in den Mittelpunkt gestellt werden. Es soll weiter erörtert werden, welche hämodynamischen Faktoren für die Sauerstoffverbrauchssteigerung bei den Anaesthetica infrage kommen sowie deren Verwendungsmöglichkeit deshalb bei bestimmten pathologischen hämodynamischen Situationen einschränken.

Die Steigerung des myokardialen O_2-Verbrauches unter Dehydrobenzperidol, Ketamin, Methohexital, Althesin und Propanidid läßt sich überwiegend auf die Herzfrequenzzunahme zurückführen: So bewirkte eine Frequenzsteigerung um 22% unter DHB eine Zunahme des myokardialen O_2-Verbrauches um rund 43%, unter Ketamin (Gruppe I) war die Zunahme der Herzfrequenz um rund 50% mit einer O_2-Verbrauchssteigerung um rund 121% verbunden. Unter Brevimytal, Epontol und Althesin gingen die Frequenzsteigerungen um etwa 30%, 61% bzw. 44% mit Zunahmen des O_2-Verbrauches um 44%, 82% bzw. 62% einher (Tab. 11). Ein O_2-

Tabelle 11. Vergleich von Coronardurchblutung und myokardialem O_2-Verbrauch unter DHB, NLA, Ketamin, Brevimytal, Epontol und Althesin. Für die Analyse der sehr differenten und z. T. sehr erheblichen Steigerungen der Coronardurchblutung und des myokardialen O_2-Verbrauches wird auf die Tabellen 1–5 und auf die Abbildungen 10–15 verwiesen

ml/min · 100 g	$\dot{V}$ cor ($\bar{x} \pm s\bar{x}$)			O_2-Verbrauch ($\bar{x} \pm s\bar{x}$)		
	vor	nach	± %	vor	nach	± %
DHB ($n = 10$)	97 ± 7	139 ± 13	+43 %	10,3 ± 0,9	14,7 ± 1,0	+ 43 %
NLA (DHB/FE) ($n = 10$)	97 ± 7	92 ± 7	− 5 %	10,3 ± 0,9	9,2 ± 0,5	− 11 %
Ketamin ($n = 14$)	92 ± 5	168 ± 21	+ 83 %	11,1 ± 0,6	18,9 ± 2,0	+ 70 %
Ketamin I. ($n = 6$)	97 ± 8	241 ± 28	+148 %	11,7 ± 0,9	25,9 ± 2,0	+121 %
Ketamin II. ($n = 8$)	86 ± 5	112 + 5	+ 30 %	10,4 ± 0,6	13,6 ± 0,8	+ 31 %
Brevimytal ($n = 7$)	93 ± 3	126 ± 6	+ 35 %	10,9 ± 0,6	15,7 ± 1,1	+ 44 %
Epontol ($n = 7$)	93 ± 4	182 ± 10	+ 96 %	10,6 ± 0,6	19,3 ± 1,6	+ 82 %
Althesin ($n = 7$)	96 ± 2	173 ± 22	+ 80 %	10,8 ± 0,9	17,6 ± 2,7	+ 62 %

verbrauchssteigernder Effekt als Folge einer Inotropiezunahme – gemessen am dp/dt_{max} – kann höchstens für Ketamin und Althesin in Betracht gezogen werden; Propanidid und Methohexital führten dagegen zu einer Kontraktilitätsminderung. Entsprechendes gilt für den Aortendruck, der nur unter Ketamin eine Zunahme erfuhr.

Problematisch wird die Anwendung von Anaesthetica, die den O_2-Verbrauch erheblich steigern, insbesondere bei Vorliegen einer schweren Coronarsklerose, bei der die Coronarreserve sehr stark eingeschränkt ist, da die Dilatationsfähigkeit aufgrund der pathologischen Gefäßveränderungen weitgehend aufgehoben ist. In diesem Fall kann der erhöhte Sauerstoffbedarf das maximal verfügbare Sauerstoffangebot übersteigen. Bei nahezu erschöpfter Autoregulation kann eine weitere Steigerung der Coronardurchblutung nur durch Zunahme des Perfusionsdruckes (als lineare

Druckdurchflußbeziehung) erfolgen. Eine weitere Verbesserung des O_2-Angebotes wäre auch durch eine vermehrte myokardiale O_2-Extraktion möglich. Da eine Druckerhöhung jedoch gleichzeitig eine Steigerung des myokardialen O_2-Bedarfes bedeutet, der seinerseits eine Mehrdurchblutung erfordert, sind diesem Anpassungsmechanismus von vornherein Grenzen gesetzt [14]. Aus den vorgenannten Gründen muß die Verwendung von Propanidid, Althesin und Ketamin sowie auch von DHB allein, die zu einer erheblichen Sauerstoffverbrauchssteigerung führen, als relative Kontraindikation bei Vorliegen einer Coronarsklerose gelten. Darüber hinaus kann auch eine stärkere Senkung des effektiven Perfusionsdruckes infolge negativ inotroper Wirkung (Brevimytal, Epontol) bzw. durch periphere Vasodilatation (DHB, Althesin, Epontol) zu einer kritischen Senkung des Sauerstoffangebotes und damit zu Zwischenfällen führen. Eine derartige Drucksenkung (DHB) läßt sich jedoch meistens durch vorsichtige Dosierung bzw. auch durch prophylaktische Volumensubstitution im Falle einer Hypovolämie verhindern. Theoretisch ist die hämodynamische Situation für Coronarpatienten am günstigsten, wenn eine Frequenzsteigerung vermieden und der Aortendruck stabil gehalten werden kann. Dieses Erfordernis wird annähernd durch die Anwendung von morphinähnlichen Substanzen, insbesondere durch das kurzwirkende und deshalb für die Anaesthesie besonders geeignete Fentanyl, erreicht.

Bei der Einleitung einer Neuroleptanalgesie sollte an Stelle der aufeinanderfolgenden Injektion von Dehydrobenzperidol und Fentanyl die gleichzeitige Applikation beider Pharmaka, zumindest bei der Narkose von coronaren Risikopatienten, bevorzugt werden, da sich nach unseren Befunden der O_2-Verbrauch des Myokards nicht wesentlich ändern dürfte. Wegen des relativ langen Überhanges von DHB sollte — wegen der alpha-adrenergen Blockade [105, 108] — dieses Pharmakon nur einmalig zu Beginn der Anaesthesie verabfolgt werden.

Der in der Regel erhöhte Sauerstoffverbrauch des insuffizienten Herzens beruht vor allem auf der durch Dilatation bedingten erhöhten Wandspannung des linken Ventrikels. Die Ineffizienz der Energieversorgung des insuffizienten Myokards wird z. B. aus der Tatsache ersichtlich, daß der O_2-Verbrauch pro Gewichtseinheit in Relation zum entwickelten Druck stark erhöht ist [70]. Patienten mit schwerer Myokardinsuffizienz, bei denen schon eine geringe Frequenzsteigerung (z. B. durch Atropin) einen nicht mehr tolerierbaren Stress bedeuten kann, müssen Pharmaka, die die Herzfrequenz und damit den myokardialen O_2-Verbrauch selbst erhöhen (DHB, Ketamin, Brevimytal, Althesin, Epontol) mit äußerster Vorsicht angewandt werden. Epontol und Brevimytal, die darüber hinaus negativ inotrop wirken und damit die Wandspannung erhöhen, führen zu einer weiteren Zunahme des O_2-Verbrauchs. Da in bestimmten Fällen das verfügbare Sauerstoffangebot durch eine zusätzlich zum Tragen kommende myokardiale Komponente des coronaren Gefäßwiderstandes reduziert ist, resultiert insgesamt ein ungünstiges Verhältnis von O_2-Bedarf zu O_2-Angebot. Wichtigste präoperative Maßnahme der Narkosevorbereitung ist eine ausreichende Digitalisierung dieser Patienten, die zu einer Verminderung der Spannungsbelastung und des O_2-Bedarfs des Myokards führt. Für die Narkoseeinleitung herzinsuffizienter Patienten wird man ohnehin einen Kompromiß zugunsten des Verfahrens eingehen müssen, das mit den geringsten Nachteilen belastet ist.

Da Brevimytal und Epontol zusätzlich zur Frequenzsteigerung eine deutliche Abnahme von dp/dt_{max} bewirken, könnt – trotz aller Vorbehalte (Frequenzsteigerung) – die Applikation möglichst geringer Dosen von Ketamin oder Althesin von Vorteil sein. Morphinartige Pharmaka, wie Fentanyl, bieten sich auch hier für die Unterhaltung der Narkose als Mittel der Wahl an.

Für den chronisch druckbelasteten linken Ventrikel bei arterieller Hypertonie gelten ähnliche Überlegungen wie für Patienten mit eingeschränkter Coronarreserve oder Myokardinsuffizienz. Frequenz- und Druckanstieg unter Ketamin führen zu einer myokardialen Mehrbelastung und zu einer weiteren Steigerung des bei Hypertonikern ohnehin erhöhten O_2-Verbrauchs, die sich besonders bei älteren und meist coronar vorgeschädigten Patienten ungünstig auswirken müssen; darüber hinaus sind Drucksteigerungen bei Hypertonikern sowie bei den Spezialfällen des Phäochromozytoms, der Thyreotoxikose, der Aortenisthmusstenose, der malignen Nephrosklerose (Stadium III–IV) sowie bei cerebralen Blutungen wegen der Gefahr eines hämorrhagischen Hirninfarktes zu vermeiden. Bei bereits vorbestehender cerebraler oder coronarer Minderperfusion kann ein negativ inotroper Narkoseeffekt infolge Drucksenkung zu weiterer Reduzierung der Organperfusion und schnell zu irreversiblen Schäden führen. Besonders bei Vorliegen einer Hypertonie wird deutlich, daß nicht nur die Wahl eines geeigneten Narkosemittels, sondern auch die Dosierung von großer Wichtigkeit ist. Zwar ergibt sich z. B. für die Anwendung von Ketamin eine relative Kontraindikation, dagegen läßt sich ein pathophysiologisch relevanter Druckabfall als Folge negativ inotrop wirkender Anaesthetica, wie Brevimytal und Epontol, meistens durch eine entsprechende Dosierung und gleichzeitige Infusionstherapie verhindern.

Bei Aortenvitien – Stenose wie Insuffizienz – die bereits unter Ruhebedingungen einen gesteigerten myokardialen O_2-Verbrauch und eine erhöhte Coronardurchblutung aufweisen [46], dürfte sich die Applikation von Ketamin oder DHB zur Narkoseeinleitung aus zwei Gründen ungünstig auswirken: 1. wird der schon unter Ruhebedingungen gesteigerte O_2-Bedarf durch eine Tachykardie weiter erhöht und 2. wird die coronarwirksame Diastolendauer weiter reduziert. Bei der Aortenstenose liegen hinsichtlich der Sauerstoffversorgung besonders ungünstige Verhältnisse vor, da einem extrem hohen intraventrikulären Druck – wichtige Determinante des myokardialen Sauerstoffbedarfs – ein verhältnismäßig geringer Perfusionsdruck in der Aorta gegenüber steht. Daraus ergibt sich, daß in solchen Fällen eine z. B. narkosebedingte Frequenzsteigerung einen relativ großen Zuwachs des O_2-Bedarfs mit sich bringt ohne entsprechende Erhöhung des Perfusionsdruckes.

Die durch Epontol bzw. Brevimytal bedingte Abnahme der kontraktilen Funktion des Myokards kann neben der Frequenzsteigerung bei Patienten mit Aortenvitien, die meistens ein durch Druck- oder Volumenhypertrophie insuffizientes Herz unterschiedlichen Grades aufweisen, besonders im Stadium der Dekompensation, zum Herzversagen führen.

Nach den Befunden von ROWE u. Mitarb. [86] sowie von KOCHSIEK u. Mitarb. [61] ist bei Mitralstenosen im Sinusrhythmus eine Einschränkung der Coronarreserve und ein erhöhter myokardialer O_2-Verbrauch nicht zu erwarten. Jedoch ist die frequenzpassive Zunahme wesentlicher hämodynamischer Größen, wie Schlag- und Herzminutenvolumen, erheblich eingeschränkt. Eine Steigerung der Herzfrequenz führt auch zu einer relativen Verkürzung der diastolischen Füllungszeit. Als Folge nimmt der Wirkungsgrad des linken Ventrikels ab.

Anaesthesieverfahren sowie die Prämedikation, die eine Kontraktilitätsminderung und/oder über eine stärkere Frequenzzunahme einen Anstieg des myokardialen Sauerstoffbedarfs bewirken, müssen deshalb auch bei Patienten mit Mitralstenosen mit großer Vorsicht gehandhabt werden.

Alle fünf geprüften Narkoseverfahren führten in unseren Untersuchungen zu einer z. T. beträchtlichen Steigerung des myokardialen Energiebedarfes. Bei der Neuroleptanalgesie kam es durch die Injektion von Fentanyl zu einer, nur bei diesem Narkoseverfahren beobachteten, Normalisierung der erhöhten O_2-Verbrauchswerte. Dieser Effekt muß also dem Fentanyl zugeschrieben werden. Die Kombination von Dehydrobenzperidol/Fentanyl scheint hinsichtlich der hämodynamischen Belastung bei gleichzeitiger Applikation beider Substanzen ein Narkoseverfahren zu sein, bei dessen Anwendung bei normalen wie auch bei pathologischen Herz-Kreislaufverhältnissen keine wesentliche Beeinträchtigung der energetischen Bilanz sowie der Coronardurchblutung zu erkennen ist.

V. Zusammenfassung

Die Veränderungen der Coronardurchblutung ($\dot{V}_{cor}$), des myokardialen O_2-Verbrauches sowie der allgemeinen Hämodynamik unter dem Einfluß von Ketamin ($n = 14$), Methohexital ($n = 7$), Dehydrobenzperidol sowie der Neuroleptanalgesie ($n = 10$), Propanidid ($n = 7$), Althesin ($n = 7$) und des Lösungsvermittlers Cremophor EL ($n = 3$) wurden an insgesamt 48 herzgesunden Patienten untersucht. Die Vergleichsmessungen aller Parameter wurden zunächst am wachen Patienten und nach Narkoseeinleitung mit den genannten Anaesthetica vorgenommen. Um bei den Messungen Interferenzen mit anderen Drogen auszuschließen, erhielten die Patienten keine Prämedikation.

Die Messungen der Coronardurchblutung erfolgten mit der Argon-Fremdgasmethode; der Sauerstoffverbrauch des linken Ventrikels ergab sich aus $\dot{V}_{cor}$ und AVD O_2. Die höchsten Werte für die Zunahme von $\dot{V}_{cor}$ und des Sauerstoffverbrauchs fanden sich unter dem Einfluß von Ketamin, Propanidid und Althesin (25,9 ml O_2/min $\cdot$ 100 g; 19,3 ml O_2/min $\cdot$ 100 g und 17,6 ml O_2/min $\cdot$ 100 g). $\dot{V}_{cor}$ und myokardialer O_2-Verbrauch wurden durch den Lösungsvermittler Cremophor EL allein (10,8 ml O_2/min $\cdot$ 100 g) nicht beeinflußt. Die Werte unter Brevimytal (15,7 ml O_2/min $\cdot$ 100 g) und nach alleiniger Gabe von Dehydrobenzperidol (14,7 ml O_2/min $\cdot$ 100 g) lagen in einem mittleren Bereich. Nur unter der vollständigen NLA (DHB + FE) lag der myokardiale O_2-Verbrauch mit 9,2 ml/min $\cdot$ 100 g im physiologischen Bereich des „normalschlagenden" Herzens. Der Anstieg des myokardialen Sauerstoffverbrauches unter dem Einfluß der Anaesthetica ist im wesentlichen auf die Steigerung der Herzfrequenz zurückzuführen.

Die zur Vervollständigung der Neuroleptanalgesie applizierte Gabe von Fentanyl bewirkte eine Rückführung aller durch DHB bedingten Veränderungen auf die Ausgangswerte. Diese Befunde unterstreichen die gute Ergänzung dieser beiden pharmakologischen Komponenten der NLA.

Bei der Ketamin-Gruppe fand sich ein unterschiedliches Bild; während 6 der 14 Patienten auf eine i.v. Injektion von 5 mg/kg mit einer ganz auffallenden Zunahme von Coronardurchblutung und myokardialem O_2-Verbrauch um das zwei- bis dreifache reagierten, zeigten die übrigen 8 Patienten einen vergleichsweise geringen Anstieg dieser Größen. Hinsichtlich des Aortendruckes, der Herzfrequenz und dp/dt_{max} ergab sich ein dazu paralleles Bild. Für dieses unterschiedliche Verhalten findet sich keine befriedigende Erklärung. Aufgrund unserer Befunde sowie der vorliegenden Literatur werden Erwägungen über den möglichen Wirkungsmechanismus von Ketamin angestellt.

Aus den Untersuchungen der Elektrolyte und des Säure-Basen-Status geht hervor, daß während der Untersuchungsdauer keine Veränderungen dieser Größen auftreten, auffällig war lediglich eine leichte metabolische Acidose bei allen Patienten zu Beginn der Untersuchungen. Der Einfluß von pH-, pCO_2-, pO_2-Verschiebungen bzw. von O_2-Sättigung im coronarvenösen Blut auf die Coronarregulation werden diskutiert.

Aufgrund der Veränderungen von myokardialem Sauerstoffverbrauch, Coronardurchblutung und allgemeiner Hämodynamik kann eine Reihe von Schlüssen für die Anwendung der einzelnen Narkotica bei pathologischen Herz-Kreislaufverhältnissen gezogen werden.

Bei jungen oder kreislaufgesunden Patienten, insbesondere aber bei nicht wesentlich eingeschränkter Coronarreserve, kann ein unterschiedlicher Sauerstoffbedarf über die Anpassung der Coronardurchblutung gedeckt werden. Im Falle einer ausgeprägten Coronarsklerose können narkosebedingte hämodynamische Veränderungen zu einem Zusammenbruch der Herz-Kreislauffunktionen führen; ursächlich verantwortlich dafür sind vor allem stärkere negativ inotrope Einflüsse auf das Myokard sowie Veränderungen anderer hämodynamischer Größen, wie z. B. Herzfrequenz und Aortendruck, die den O_2-Bedarf beeinflussen und so zu einem Mißverhältnis zwischen Sauerstoffbedarf und -angebot führen können.

Gesichtspunkte für eine differenzierte Anwendung einzelner Anaesthetica bei Aorten- und Mitralvitien, bei Herzinsuffizienz, bei arteriellem Hochdruck sowie bei coronargeschädigten Patienten werden diskutiert.

VI. Summary

Myocardial blood flow (MBF), myocardial oxygen consumption, and hemodynamics have been studied in a total of 48 healthy patients without any evidence of heart desease.

Measurements were performed under the influence of ketamine ($n = 14$), methohexital ($n = 7$), propanidid ($n = 7$), althesin ($n = 7$), and during neurolept analgesia (NLA) ($n = 10$), whereby the effects of droperidol and fentanyl were studied separatedly. Additionally the solvent agent of propanidid and althesin – cremophor EL – was studied in 3 patients. Comparible determinations of all data have been obtained with the patients awake and after introduction of anaesthesia with the anaesthetics mentioned above. In order to not interfere with other drug effects the patients did not receive any premedication.

Myocardial blood flow was measured by means of the argon-inert gas method. Myocardial oxygen consumption was calculated from MBF and arterio-coronary venous oxygen difference. The highest values for the increase in MBF and myocardial oxygen consumption were observed after administration of ketamine, propanadid, and althesin (25,9 ml O_2/min · 100 g; 19,3 ml O_2/min · 100 g and 17,6 ml O_2/min · 100 g), no change under cremophor EL (10,8 ml O_2/min · 100 g). The values obtained during methohexital medication (15,7 ml O_2/min · 100 g) and after administration of droperidol alone (14,7 ml O_2/min · 100 g) were in an intermediate group. Only during complete NLA (droperidol + fentanyl) myocardial oxygen consumption was found to be in the physiological range of the normally beating heart muscle (9,2 ml O_2/min · 100 g). The increased myocardial oxygen consumption after administration of anaesthetics was mainly due to the varying rise in heart rate.

Application of fentanyl which was given in order to complete the neuroleptanalgesia resulted in a reduction of all changes caused by droperidol to control levels. These findings stress the benefits of the combined application of these two pharmacological components of neuroleptanalgesia.

Different results have been obtained in the ketamine group. 6 out of 14 patients demonstrated a marked increase in myocardial blood flow and myocardial oxygen consumption which was 2 to 3 times higher than control values. In contrast, 8 patients exhibited only relative slight increases of these parameters. The behavior of aortic pressure, heart rate and dp/dt_{max} showed a similar pattern. There is no satisfactory explanation for the different response in these patients. Possible mechanisms of the ketamine effects are discussed on the basis of our findings and of other published data.

Evaluation of the electrolyte data and the acid base state did not show any changes of these criteria. It should be mentioned, however, that all patients entered the study with a slight metabolic acidosis. The influence of pH, pCO_2, pO_2 changes and oxygen saturation of coronary venous blood on the coronary regulation are discussed.

When analyzing the changes in myocardial blood flow, myocardial oxygen consumption and hemodynamics some conclusions for the use of the individual anaesthetic in patients with pathological heart and circulatory disorders can be drawn.

The variations in oxygen demand are covered by adaptation of myocardial blood flow in patients with unimpaired circulation and particularly with unrestricted coronary reserve. In advanced coronary artery desease, however, hemodynamic alterations caused by various anaesthetics may lead to a disproportion between oxygen supply and oxygen demand of myocardium. In this respect negativ inotropic effects as well as changes of other hemodynamic parameters such as heart rate and aortic pressure have to be discussed.

From our experimental data obtained in healthy patients a number of conclusions considering the use of the different intravenous anaesthetics in heart valve desease, myocardial insufficiency, and arterial hypertension and particularly in patients with severly diminished coronary reserve can be drawn.

VII. Literatur

1. ALELLA, A.: Steuerung der Koronardurchblutung. In: Probleme der Koronardurchblutung, Bad Oeynhauser Gespräche II, Berlin-Göttingen-Heidelberg: Springer 1958.
2. ALPER, M. H., FLACKE, W.: The peripheral effects of anesthetics. Ann. Rev. Pharmacol. 9, 273 (1969).
3. BEER, R., SOGA, D.: Die Beeinflussung der linksventrikulären Myokardkontraktilität und Hämodynamik durch Epontol beim Menschen. Anaesthesist 20, 480 (1971).
4. BENDIXEN, H. H., LAVER, M. B.: Circulatory effect of thiopental sodium in dogs. Anesth. Analg. Curr. Res. 41, 674 (1962).
5. BERNE, R. M.: Regulation of Coronary Blood Flow. Physiol. Rev. 44, 1 (1964).
6. — BLACKMON, J. R., GARDNER, T. H.: Hypoxemia and coronary blood flow. J. clin. Invest. 36, 1101 (1957).
7. BONHOEFFER, K.: Der Sauerstoffverbrauch des normo- und hypothermen Hundeherzens während verschiedener Formen des induzierten Herzstillstandes. Bibl. cardiol. (Basel) 18, 1 (1967).
8. BRAUN, B. R. JR., CROUT, J. R.: A comparative study of the effects of five general anesthetics on myocardial contractility: I. Isometric conditions. Anesthesiology 34, 236 (1971).
9. BRAUNWALD, E.: Control of myocardial oxygen consumption. Amer. J. Cardiol. 27, 416 (1971).
10. — ROSS, J., SONNENBLICK, H. E.: Mechanism of contraction of the normal and failing heart. New Engl. J. Med. 277, 910 (1967).
11. BRETSCHNEIDER, H. J.: Über den Mechanismus der hypoxischen Koronarerweiterung. In: Probleme der Koronardurchblutung, Bad Oeynhauser Gespräche II, Berlin-Göttingen-Heidelberg: Springer 1958.
12. — Sauerstoffbedarf und -versorgung des Herzmuskels. Verh. dtsch. Ges. Kreisl.-Forsch. 27, 32 (1961).
13. — Aktuelle Probleme der Koronardurchblutung und des Myokardstoffwechsels. Regensburger ärztl. Fortbildung XV, 1 (1967).
14. — Pharmakologie koronarwirksamer Mittel vom Aspekt der Pathophysiologie. Nauheimer Fortbildungs-Lehrgänge 33, 69 (1968).
15. — Die hämodynamischen Determinanten des myokardialen Sauerstoffverbrauches. In: Die therapeutische Anwendung β-sympathikolytischer Stoffe, p. 45. Stuttgart: Schattauer 1972.
16. — COTT, L., HILGERT, G., PROBST, R., RAU, G.: Gaschromatographische Trennung und Analyse von Argon als Basis einer neuen Fremdgasmethode zur Durchblutungsmessung von Organen. Verh. dtsch. Ges. Kreisl.-Forsch. 32, 267 (1966).
17. — — HENSEL, J., KETTLER, D., MARTEL, J.: Ein neuer komplexer hämodynamischer Parameter aus 5 additiven Gliedern zur Bestimmung des O_2-Bedarfes des linken Ventrikels. Pflügers Arch. ges. Physiol. 319, H. 3/4, R. 14 (1970).

18. Bretschneider, H. J., Frank, A., Kanzow, E., Bernard, U.: Über den kritischen Wert und die physiologische Abhängigkeit der Sauerstoffsättigung des venösen Coronarblutes. Pflügers Arch. ges. Physiol. **264**, 399 (1957).

19. Buhr, G.: Das Verhalten der physikalischen Kreislaufgrößen und der Herzdynamik während der Evipan-Natrium-Narkose beim Menschen. Arch. klin. Med. **199**, 45 (1951).

20. — Henschel, W. F.: Kreislaufuntersuchungen während der NLA. Anaesthesiologie u. Wiederbelebung **9**, 53 (1966).

21. Burns, J. W., Covell, J. W.: A comparison of the energy cost of external and tension generation work in the left ventricle. Fed. Proc. **29**, 450 (1970).

22. Campbell, D., Forrester, A. C., Miller, D. C., Hutton, J., Kenny, J. A., Lawrie, J. D. V., Lorimer, A. R.: A preliminary clinical study of CT 1341 a steroid anaesthetic agent. Brit. J. Anaesth. **43**, 14 (1971).

23. Chen, G.: The pharmacology of ketamine. Anaesthesiologie u. Wiederbelebung **40**, 1 (1969).

24. Clarke, R. S. J., Montgomery, S. J., Dundee, J. W., Bovill, J. G.: Clinical studies of induction agents XXXIX: CT 1341, a new steroid anaesthetic. Brit. J. Anaesth. **43**, 947 (1971).

25. Coleman, H. N., Sonnenblick, E. H., Braunwald, E.: Myocardial oxygen consumption associated with external work. Amer. J. Physiol. **217**, 291 (1969).

26. Corssen, G., Domino, E. F.: Dissociative anesthesia: Further pharmacologic studies and first clinical experience with the phencyclidine derivate CI-581. Anaesth. Analg. Curr. Res. **45**, 29 (1966).

27. Cott, L., Tauchert, M., Bretschneider, H. J.: Zur Methode der Organdurchblutungsmessung mit Argon als Fremdgas. Pflügers Arch. ges. Physiol. **312**, R. 12 (1969).

28. Doenicke, A., Lorenz, W.: Histaminfreisetzung und anaphylaktoide Reaktionen bei i.v. Narkosen; Biochemische und klinische Aspekte. Anaesthesist **19**, 413 (1970).

29. — Spiess, W.: Analyses of the blood circulation after administration of propanidid. Acta anaesth. scand. **17**, 53 (1965).

30. Doll, E., Keul, J.: Zur Koronarreserve des Menschen. Dtsch. med. Wschr. **94**, 2563 (1969).

31. Domino, E. F., Chodoff, P., Corssen, G.: Pharmacologic effects of CI-581. A new dissociative anesthetic in man. J. clin. Pharmacol. **6**, 279 (1965).

32. Drost, R., Pichlmeyer, I., Soga, D., Manz, R., Beer, R.: Vergleichende Untersuchungen über die Wirkung der Kurznarkotika Propanidid und Methohexital-Na auf das mittels Radiokardiographie gemessene Herzminutenvolumen. Anaesthesist **19**, 383 (1970).

33. DuBois: Wissenschaftliche Tabellen. Documenta Geigy, p. 533 (1969).

34. Dudziak, R.: Über die Wirkung von Halothane, Fentanyl, Dehydrobenzperidol und Propanidid auf den Sauerstoffverbrauch und den Coronardurchfluß des Warmblüterherzens. In: Forschungsberichte des Landes Nordrhein-Westfalen Nr. 1866, Köln-Opladen 1967.

35. — Raff, K. W.: Über die Wirkung von Epontol auf die Coronardurchblutung und Hämodynamik des Hundeherzens. Anaesthesist **20**, 480 (1971).

36. Eberlein, H. J.: Koronardurchblutung und Sauerstoffversorgung des Herzens unter verschiedenen CO_2-Spannungen und Anaesthetika. Arch. Kreisl.-Forsch. **50**, 18 (1966).

37. Elder, J., Nagano, S., Eastwood, D., Harnagel, D.: Circulatory changes associated with thiopental anesthesia in man. Anesthesiology **16**, 394 (1955).

38. ETSTEN, T., LI, T. H.: Hemodynamic changes during thiopental anesthesia in humans: Cardiac output, stroke volume, total peripheral resistance, and intrathoric blood volume. J. clin. Invest. **34**, 500 (1955).

39. EVANS, C. L., MATSUOKA, Y.: Effect of various mechanical conditions on gaseous metabolism and efficiency of mammalian heart. J. Physiol. **49**, 378 (1915).

40. FISCHER, K.: Experimentelle Untersuchungen über den Einfluß von Dehydrobenzperidol, Fentanyl bzw. Thalamonal auf die myokardiale Kontraktilität. V. Bremer Neuroleptanalgesie-Symposion, Mai 1971.

41. GEMPERLE, M., MORET, P., MEGEVAND, R.: Neuroleptanalgésie et système cardiovasculaire. Ann. Anesth. franc. VII, Spécial **1**, 87 (1966).

42. GETHMANN, J. W., HELLIGE, G., HENSEL, I., KNOLL, D., MARTEL, J., BRETSCHNEIDER, H. J.: HZV-Messung nach der Methode von SLAMA-PIIPER; besonders das Problem der absoluten Eichung. Anaesth. Inform. **3**, 96 (1972).

43. — FUCHS, CH., KALBOW, K., KNOLL, D., SPIECKERMANN, P. G., BRETSCHNEIDER, H. J.: Biochemische Befunde am Myokard zum Wirkungsmechanismus von Ketamine. II. Mainzer Ketamine Symposion 1972.

44. GRUBER, C. M.: Effects of anaesthetic doses of Na-thiopentobarbital, Na-thioethanyl and penthal-Na upon the respiratory system, the heart and blood pressure in experimantal animals. J. Pharmacol. exp. Ther. **60**, 143 (1937).

45. HEISS, H. W., HENSEL, I., KETTLER, D., TAUCHERT, M., BRETSCHNEIDER, H. J.: Über den Anteil des Koronarsinusausflusses an der Myokarddurchblutung des linken Ventrikels. Z. Kreisl.-Forsch. (im Druck).

46. — TAUCHERT, M., STRAUER, B. E., SONNTAG, H., KOCHSIEK, K.: Koronare Hämodynamik und myokardialer Sauerstoffverbrauch bei Patienten mit linksventrikulärer Hypertrophie. Z. Kreisl.-Forsch. **61**, 260 (1972).

47. HEMPELMANN, G., HELMS, U., WALDHAUSEN, E.: Hämodynamische Veränderungen durch CT1341 bei herzchirurgischen Eingriffen. Anaesthesist (im Druck)

48. HENSCHEL, W. F., BUHR, G.: Kreislaufuntersuchungen während der Propanidid-Kurznarkose. Anaesthesiologie u. Wiederbelebung **4**, 227 (1965).

49. HENSEL, I., BRAUN, U., KETTLER, D., KNOLL, D., MARTEL, J., PASCHEN, K., BRETSCHNEIDER, H. J.: Tierexperimentelle Untersuchungen zur Frage der Katecholaminaktivität unter Ketamin-Narkose. II. Mainzer Ketamine Symposium 1972.

50. — BRETSCHNEIDER, H. J.: Pitot-Rohr-Katheter für die fortlaufende Messung der Koronar- und Nierendurchblutung im Tierexperiment. Arch. Kreisl.-Forschg. **62**, 349 (1970).

51. HILTMAN, R., WOLLWEBER, H., WIRTH, W., HOFFMEISTER, E.: Neue estergruppenhaltige Phenoxyessigsäureamide mit narkotischer Wirkung. Anaesthesiologie u. Wiederbelebung **4**, 1 (1965).

52. HILTON, R., EICHHOLTZ, F.: The influence of chemical factors on the coronary circulation. J. Physiol. (London) **59**, 413 (1925).

53. HIOTAKIS, K., LIST, W.: Ketalar bei geriatrischen Risikopatienten. Anaesthesist **20**, 475 (1971).

54. HOFFMEISTER, H. E., KREUZER, H., SCHOEPPE, W.: Der Sauerstoffverbrauch des stillstehenden, des leerschlagenden und des flimmernden Herzens. Pflügers Arch. ges. Physiol. **269**, 194 (1959).

55. HOWELS, T. H., ODELL, J. R., HARNIK, E.: Eine klinische Untersuchung über Propanidid. Anaesthesiologie u. Wiederbelebung **4**, 209 (1965).

56. KETTLER, D.: Hämodynamische Komponenten des myokardialen Energiebedarfes und Sauerstoffversorgung des Herzens bei verschiedenen Narkosen. Habilitationsschrift, Göttingen 1971.

57. KETTLER, D., EBERLEIN, H. J., SPIECKERMANN, P. G., BRETSCHNEIDER, H. J.: Narkosebedingte Veränderungen hämodynamischer Parameter, die den Sauerstoffverbrauch und die Wiederbelebungszeit des Herzens beeinflussen. III. Congr. anaesthesiologiens europaeus, Prag 1970.

58. KETY, S. S., SCHMIDT, C. F.: The determination of cerebral blood flow in man by the use of nitrous oxide in low concentrations. Amer. J. Physiol. **143**, 53 (1945).

59. — — The nitrous oxide method for the quantitative determination of cerebral blood flow in man: Theory, procedure and normal values. J. clin. Invest. **27**, 476 (1948).

60. KLOCKE, F. J., BRAUNWALD, E., ROSS, J. JR.: Oxygen cost of electrical activation of the heart. Circulat. Res. **18**, 357 (1966).

61. KOCHSIEK, K., TAUCHERT, M., STRAUER, B. E., HEISS, H. W., COTT, L., SONNTAG, H.: Koronardurchblutung, Koronarreserve und Sauerstoffverbrauch bei verschiedenen Herzkrankheiten. In: Kongreßberichte N.-W. dtsch. Ges. innere Med., p. 69. Hansisches Verlagskontor Lübeck 1971.

62. KOROLEV, B. A., SMERELSON, M. B., CHARKUTLJAN, M. G., GOROCHOVA, E.-J., KADNIKOVA, L. A.: Veränderungen der Hämodynamik bei der Epontol-Narkose, p. 12. Epontol-Symposion, Moskau 1969.

63. KOSCHE, F., RAFF, W. R., LOCHNER, W.: Coronardurchblutung bei Erhöhung des arteriellen Kohlensäuredruckes. Pflügers Arch. ges. Physiol. **328**, 170 (1971).

64. KREUSCHER, H., GAUCH, H.: Die Wirkung des Phencyclidinderivates Ketamine (CI-581) auf das kardiovaskuläre System des Menschen. Anaesthesist **16**, 229 (1967).

65. — — Kreislaufanalytische Untersuchungen bei Anwendung von Ketamine am Menschen. Anaesthesiologie u. Wiederbelebung **40**, 70 (1969).

66. KÜBLER, W.: Tierexperimentelle Untersuchungen zum Myokardstoffwechsel im Angina-pectoris-Anfall und beim Herzinfarkt. Bibl. cardiol. (Basel) **22**, 1 (1969).

67. LANGREHR, D.: Endoanästhetische Wirkung von Propanidid und ihre Bedeutung für das Verhalten von Kreislauf und Atmung. Anaesthesiologie u. Wiederbelebung **4**, 239 (1965).

68. — STOLP, W.: Der Einfluß von Ketamine auf verschiedene Vitalfunktionen des Menschen (Experimentelle Untersuchungen und klinische Erfahrungen bei 1300 Fällen). Anaesthesiologie u. Wiederbelebung **40**, 28 (1969).

69. LEHMANN, CH., ELGERT, K., WEBER, K.: Klinische Erfahrungen mit Methohexital-Kurz-Narkosen. Z. prakt. Anästh. Wiederbeleb. **1**, 387 (1966).

70. LEVINE, H. J., WAGMAN, R. J.: Energetics of the human heart. Amer. J. Cardiol. **9**, 372 (1962).

71. LI, T. H., REYNOLDS, R. N., RHEINLANDER, H. F., ETSTEN, B. E.: Cardiocirculatory dynamics during thiopental anesthesia in humans. Fed. Proc. **13**, 380 (1954).

72. LIMBOURG, P., WENDEL, W., HEINRICH, H., PEIPER, U.: Frequenzinotropie und Frank-Starling-Mechanismus am Hundeherzen und in situ unter natürlichem und künstlichem Herzantrieb. Pflügers Arch. ges. Physiol. **322**, 250 (1971).

73. LOCHNER, W.: Zum Mechanismus der Koronardilatation. In: Kreislaufmessungen, 4. Freiburger Kolloquium, p. 133 1963.

74. LORENZ, W., DOENICKE, A., HALBACH, S., KRUMEY, I., WERLE, E.: Histaminfreisetzung und Magensaftsekretion mit Propanidid (Epontol). Klin. Wschr. **47**,154 (1969).

75. Montel, H., Starke, K., Schürmann, H. J.: Tierexperimentelle Untersuchungen zum Mechanismus der pulsfrequenz- und blutdrucksteigernden Wirkung des Ketamine. II. Mainzer Ketamine Symposion 1972.

76. Montgomery, S. J., Clarke, R. S. J., Dundee, J. W., Bovill, J. G.: Clinical studies with a new steroid anaesthetic, CT 1341. Brit. J. Anaesth. **43**, 718 (1971).

77. Oertzen, v. H. D.: Der Verteilungskoeffizient von Argon zwischen Myokard und Blut sowie zwischen Niere und Blut. Dissertation, Göttingen 1972.

78. Page, I. H., McCubin, J. W.: Autonomic regulation of arterial pressure responses. Arch. int. Pharmacodyn. **157**, 152 (1965).

79. Paschen, K., Fuchs, Ch.: A new micro-method for Na, K, Ca and Mg determinations in a single serum dilution by atomic-absorption spectrophotometry. Clin. Chim. Acta **35**, 401 (1971).

80. Patschke, D., Brückner, J. B., Reinecke, A., Schmike, P., Tarnow, J., Eberlein, H. J.: Experimental investigations on the circulatory effects of CT 1341, a new steroid anaesthetic. Anaesthesist **21**, 338 (1972).

81. Pellegrini, G.: Der Einfluß der Barbituratnarkose auf die Koronardurchblutung. Verh. dtsch. Ges. Kreisl.-Forsch. **23**, 111 (1957).

82. Price, H. L.: General anesthesia and circulatory homeostasis. Physiol. Rev. **40**, 187 (1960).

83. Prys-Roberts, C., Kelman, G. R.: The influence of drugs used in neuroleptanalgesie on cardiovascular and ventilatory function. Brit. J. Anaesth. **39**, 134 (1967).

84. Rau, G.: Messungen der Coronardurchblutung mit der Argon-Fremdgasmethode. Arch. Kreisl.-Forsch. **58**, 322 (1969).

85. Rohde, E.: Über den Einfluß der mechanischen Bedingungen auf die Tätigkeit und den Sauerstoffverbrauch des Warmblüterherzens. Arch. exp. Path. Pharm. **68**, 401 (1912).

86. Rowe, G. G., Maxwell, G. M., Castillo, C. A., Houston, J. H., Crumton, C. W.: Hemodynamics of mitralstenosis with special reference to coronary blood flow and myocardial oxygen consumption. Circulation **22**, 559 (1960).

87. Sarnoff, S. J., Braunwald, E., Welch, G. H. Jr., Case, R. B., Stainsby, W. N., Macruz, R.: Hemodynamic determinants of oxygen consumption of the heart with special reference to the tension-time-index. Amer. J. Physiol. **192**, 148 (1958).

88. Scharper, W. A. K., Jageneau, A. H. M., Bogaard, J. M.: Hemodynamic and respiratory responses to dehydrobenzperidol a potent neuroleptic compound in intact anesthetized dogs. Arzneimittel-Forsch. **13**, 316 (1963).

89. Seifen, E., Mehmel, H.: Anticholinergic effects of ketamine. Fed. Proc. Ass. 283 March/April (1971).

90. Siegel, H. J., Sonnenblick, E. H.: Quantification and prediction of myocardial failure. Arch. Surg. **89**, 1026 (1964).

91. Soga, D., Beer, R.: Die Beeinflussung der linksventrikulären Myokardkontraktilität und Hämodynamik durch Epontol beim Hund. Anaesthesist **20**, 479 (1971).

92. — — Die Wirkung von Propanidid, Methohexital und Halothane auf die isometrische Kontraktion des isolierten Herzmuskels. Z. prakt. Anästh. Wiederbeleb. **6**, 226 (1971).

93. — — Myokardkontraktilität und Narkose. Anaesthesist **21**, 165 (1972).

94. Sonnenblick, H. E.: The determinants of O_2-consumption of the heart. In: Reindell, Keul, Doll (Ed.): Herzinsuffizienz, p. 271. Stuttgart: Georg Thieme 1968.

95. Sonnenblick, H. E., Ross, J., Braunwald, E.: Oxygen consumption of the heart. Amer. J. Cardiol. **22**, 328 (1968).

96. Sonntag, H., Heiss, H. W., Knoll, D., Regensburger, D., Schenk, H.-D., Bretschneider, H. J.: Über die Myokarddurchblutung und den myokardialen Sauerstoffverbrauch bei Patienten während Narkoseeinleitung mit Dehydrobenzperidol/Fentanyl oder Ketamine. Z. Kreisl.-Forsch. **61**, 1092 (1972).

97. – – Regensburger, D., Schenk, H.-D., Bretschneider, H. J.: Der Einfluß von Ketamine auf den myokardialen Metabolismus. Anaesthesiologie u. Wiederbelebung **69**, 37 (1973).

98. Strauer, B. E.: Contractile responses to morphine, meperidine, piritramide, and fentanyl: A comparative study on the isolated ventricular myocardium. Anesthesiology (im Druck).

99. Striegan, R., Milewski, P., Eschner, J.: Beeinflussung der Aufwachphase nach Ketamine-Anaesthesie im Kindesalter durch Magnesiumionen. III. Congr. anaesthesiologiens europaeus, Prag 1970.

100. Szappanyos, G., Beaumanoir, A., Gemperle, G., Gemperle, M., Moret, P.: The effect of ketamine on the cardiovascular and central nervous system. Anaesthesiologie u. Wiederbelebung **40**, 52 (1969).

101. Tauchert, M., Cott, L., Reploh, H. D., Strauer, B. E., Bretschneider, H. J.: Vergleichende Messungen der Coronardurchblutung mit der Argon-Fremdgasmethode und dem Druckdifferenzverfahren. Pflügers Arch. ges. Physiol. **312**, R. 13 (1969).

102. – Heiss, H. W., Probst, R., Bretschneider, H. J.: Extraktionskammer mit Dosierhahn für die gaschromatographische Bestimmung des Gasgehaltes von Blut und wäßrigen Lösungen. Z. Kreisl.-Forsch. **60**, 836 (1971).

103. – Kochsiek, K., Heiss, H. W., Rau, G., Bretschneider, H. J.: Technik der Organdurchblutungsmessung mit der Argon-Methode. Z. Kreisl.-Forsch. **60**, 871 (1971).

104. Virtue, R. W., Alanis, J. M., Mori, M., Lafargue, R. T., Vogel, J. H. K., Metcalf, D. R.: An anesthetic agent: 2-orthochlorophenyl, 2-methyl-aminocyclohexanone, HCL (CI-581). Anesthesiology **28**, 823 (1967).

105. Whitewam, J. G., Russel, W. J.: The acute cardiovascular changes and adrenergic blockade by droperidol in man. Brit. J. Anaesth. **43**, 481 (1971).

106. Wilson, R. D., Traber, D. L., McCoy, N. R.: Cardiopulmonary effects of CI-581, the new dissociative anesthetic. Sth. med. J. (Bgham, Ala.) **61**, 692 (1968).

107. Wirth, W., Hoffmeister, F.: Pharmacologische Untersuchungen mit Propanidid. Anaesthesiologie u. Wiederbelebung **4**, 17 (1965).

108. Yelnosky, J., Kratz, R., Dietrich, E. V.: A study of some of the pharmacologic action of droperidol. Toxicol. appl. Pharmacol. **6**, 37 (1964).

Anaesthesiologie and Resuscitation · Anaesthesiologie und Wiederbelebung

Anesthésiologie et Réanimation